水前房角镜学系列著作之十一

再论根治世界前房角镜危机

黄树春　著

辽宁科学技术出版社
·沈阳·

图书在版编目（CIP）数据

再论根治世界前房角镜危机 / 黄树春著. — 沈阳：辽宁
科学技术出版社，2016.12

ISBN 978-7-5381-9499-9

Ⅰ. ①再…　Ⅱ. ①黄…　Ⅲ. ①前房角镜检—研究
Ⅳ. ①R770.41

中国版本图书馆CIP数据核字（2015）第275545号

出版发行：辽宁科学技术出版社
　　　　　（地址：沈阳市和平区十一纬路25号 邮编：110003）
印 刷 者：沈阳天正印刷厂
经 销 者：各地新华书店
幅面尺寸：145mm×210mm
印　　张：10.5
字　　数：250千字
出版时间：2016年12月第1版
印刷时间：2016年12月第1次印刷
责任编辑：寿亚荷
封面设计：翟小毛
版式设计：袁　舒
责任校对：李桂春

书　　号：ISBN 978-7-5381-9499-9
定　　价：35.00元

联系电话：024-23284370
邮购热线：024-23284502
E-mail:syh324115@126.com

作者简介

黄树春，男，辽宁省新民市人，1930年5月出生。1948年中国医科大学第28期毕业。空军大连医院五官科主任，眼科主任医师，中国中西医结合学会辽宁分会眼科专业委员会原顾问，国家级有突出贡献专家，1992年起享受国务院政府特殊津贴。荣立二等功两次。他是水前房角镜学的创始人，是杀灭型抗病毒药黄氏病毒消、黄氏病毒灭、黄氏病毒克的发明人。1970年首创水（瓶型）前房角镜检查法，发明469-Ⅰ型水前房角镜和469Ⅱ型水前房角镜，被《眼科全书》列入前房角镜发展史。1972年首次发现眼球铁质沉着病在水前房角镜下的角膜黄色反射征，对该病早期诊断有特殊贡献。以上两项成果1981—1982年在日本《临床眼科杂志》发表3篇论文。1972年又发现在晶体前囊上也有铁质沉着，并非如国际眼科大师Duke-Elder所述一律沉着在前囊下。1981—1982年在日本发表有关水前房角镜学论文3篇，受到日本眼科学界的重视。1982年通过鉴定，水前房角镜检查法荣获全军科技成果一等奖。角膜黄色反射征也荣获全军科技成果一等奖。1991年"眼球铁质沉着病的系列研究"荣获全军科技进步三等奖。经过1970—2002年的刻苦研究，把一杯水变成了科学，世界眼科史上这个中国眼科医生独创的水前房角镜学问世了。出版了水前房角镜学系列专著10部：黄树春著《水前房角镜检查法及其应用》（辽宁科学技术出版社，1987）；黄树春著《眼球铁质沉着病的新发现》（江西科学技术出版社，1996）；黄树春著《水前房角镜学》（江西科学技术出版社，2002）；黄树春著《水前房角镜学问答》（江西科学技术出版社，2005）；黄树春著《水前房角镜学手册》（辽宁科学技术出版社，2009）；黄树春著《水前房角镜学23项首创的精髓》（辽宁科学技术出版社，2010）；黄树春著《水前房角镜学23项世界第一》英文版，英文版的书名：TWENTY-THREE WORLD'S FIRST OF HUANG'S HYDROGONIOSCOPIOLOGY（辽宁科学技术出版社，2012）；黄树春著《以水前房角镜学23项世界第一的名义呼吁全世界眼科前房角镜升级》（辽宁科学技术出版社，2012）；黄树春著《水前房角镜在全世界眼科使用的必要性》（辽宁科学技术出版社，2014）；黄树春著《根治世界前房角镜危机非水前房角镜莫属》（辽宁科学技术出版社，2015）。

1970年开始研究单疱病毒性角膜炎，发明黄氏病毒消、黄氏病毒灭、黄氏病毒克；主编《黄氏病毒灭滴眼液在眼科的应用》（江西科学技术出版社，1997），该药已在27个省、市、自治区使用逾万例，有效率100%，治愈率99%，被收入宋振峰等编著的《寻医问药四百家》一书中（科学技术文献出版社，1995）；1997年1月29日《健康报》"寻医问药"栏特向患者推荐此药；被收入《中国名医400家》及《世界名人录》等多部书中。黄树春还被评为空军优秀知识分子和总后勤部先进科技个人；在国内发表论文68篇，在日本发表论文5篇及译文7篇。

内容提要

　　世界前房角镜危机已经78年（1938—2016），Goldmann前房角镜1938年问世就存在设计缺陷，不能全部看见高虹膜末卷眼前房角深部细节，其判定的Schie前房角宽度分级不准确，本为宽角，误判为窄角Ⅱ级，严重干扰了青光眼的诊断、治疗、手术、普查和统计数据。该镜不能检查出早期眼球铁质沉着病的角膜黄色反射征，以致这些病人在该镜检查时100%漏诊，后果是失去尽早手术的时机，陷入无辜失明的深渊。Goldmann前房角镜导致世界前房角镜危机78年，特别是1972年水前房角镜发现眼球铁质沉着病的角膜黄色反射征于1974年公开发表之后的42年中（1974—2016）不采用角膜黄色反射征，使全世界眼球铁质沉着病漏诊600多万，坑害了病人，欺骗了医生，败坏了世界眼科的声誉，破坏了世界眼科的科学发展和美好的前程。由于世界前房角镜危机，全世界每天都有无辜失明者受害，不停地欺骗和干扰眼科医生的工作，所以，必须立即撤下Goldmann前房角镜，用中国水前房角镜取而代之，以策安全。

前　言

　　世界前房角镜危机，雪积三尺非一日之寒。拙作《根治世界前房角镜危机非水前房角镜莫属》（辽宁科学技术出版社出版发行，2015）和本书《再论根治世界前房角镜危机》（辽宁科学技术出版社出版发行，2016）是向世界眼科进言，提出了2015年世界前房角镜上岗的标准是一定要有前房角镜的第二系统即能查出角膜黄色反射征的能力，没有第二系统不能查出角膜黄色反射征的前房角镜已经不应再使用，一律不准上岗。在这两本书中，摆事实讲道理，Goldmann前房角镜是78年世界前房角镜危机的祸首，铁证如山。世界前房角镜危机虽然只是世界眼科的一个局部，但是，一个害病人、坑医生的世界前房角镜危机，一刻也不能再存在了。这是一场有关世界眼科前房角镜领域生死存亡大是大非的严重事件，必须立即解决，不能拖延，全世界一天因此危机不知要有多少无辜病人陷入失明的深渊。世界前房角镜危机78年已经使全世界毁掉了600多万只眼睛，作为一名眼科医生为病人服务是其天职。中国有句名言："良药苦口利于病，忠言逆耳利于行。"希望世界眼科选择这两本书建议的科学改革之路，走上科学自强发展的光明大道。

　　若不清除世界前房角镜危机，全世界人民子孙万代将承受瞎眼灾难，永世不能脱身，所以，必须将根治世界前房角镜危机进行到底。

黄树春

2015年6月15日于大连

目 录

一、《根治世界前房角镜危机非水前房角镜莫属》——打开胜利的大门

世界前房角镜危机由1938年Goldmann前房角镜问世开始，至2016年，潜伏了78年，世界眼科医生10万无人知晓。这本书揭开了世界前房角镜危机的盖子，暴露其真相，指出其缺陷。一个以精细闻名的眼科学被该镜把前房角镜检查领域给搅得混乱不堪，前房角宽度分级判定结果真假并存，谁也搞不清楚哪个结果是真，哪个结果是假。世界各国均使用该镜，流毒甚广。

水前房角镜学在世界上第一次提出了世界前房角镜危机，危机的原因是Goldmann前房角镜对前房角镜宽度分级判定不准确；不能检查眼球铁质沉着病的角膜黄色反射征，漏诊42年（1974—2016），使角膜黄色反射征发现之前的眼球铁质沉着病病人无辜失明的历史悲剧重演。

如何才能根治世界前房角镜危机？只有立即撤下Goldmann前房角镜，用水前房角镜取而代之。不管是什么前房角镜只要不能检查出角膜黄色反射征的，一律不能上岗。角膜黄色反射征是现代超前的前房角镜的唯一标志，是前房角镜的上岗证。

根治世界前房角镜危机的唯一法宝就是水前房角镜，根治世界前房角镜危机，非水前房角镜莫属。

往者已矣，无须悔恨，亡羊补牢是最起码的态度。这本书是人写的，但是，讲的却全是大自然的规律，大自然为世界眼科医生做了一件真善美的好事，笔者只是一个战战兢兢、如履薄冰、恪尽职守的记录员而已。就算对笔者有意见，笔者也是没有办法，在大自然和读者之间只能忠于大自然的规律，不讨人喜欢就不值一提了。

不搞前房角镜，就不要看看本书了吗？也要看，只要你是眼科医生，不论你的专长是什么。

二、这本书：不能不看

这本书，水前房角镜学系列著作之十、黄树春著《根治世界前房角镜危机非水前房角镜莫属》已经出版。

1. 这本书涉及方方面面，什么人要看这本书呢？首先是眼科医生，每天使用前房角镜的眼科医生不能不看，它是世界前房角镜领域的工作指南，它是放之四海而皆准的规范化的必读书。眼科医生不看这本书，不按照它讲的金科玉律办，就是一个不合格的眼科医生。如此说来，它有如此的权威，敢如此约束眼科医生，恐怕是没有人服气吧？服不服气看实际。1938年至2015年的77年来，眼科医生把Goldmann前房角镜，奉为权威，看不见它的令人不能容忍的错误，听它的，信它的。今天，在解救世界前房角镜危机、恢复庐山真面目、拨乱反正的实际面前，何去何从？

那么，看一看是必要的，因为这本书讲的是眼科学的大是大非，一看就懂，不看一看了解个大概，无论如何也是说不过去的。临床医生做手术是非常必要的，希望成为眼科大师，不要成为活的机器人，只做手术，其他一概不问不知，那是违背眼科临床的优良传统的。

新毕业的大学生、研究生都要看这本书，当前眼科学最迫切需要解决的问题就是这本书的落实问题。眼科学的新生力量要优先学习水前房角镜学，尤其是要切实参加根治世界前房角镜危机的工作。

资深的德技双馨眼科大师要不要读这本书？大师非一般医生可比，是掌握眼科学全局的。大师是学者，一般来讲，嗜书如命，并非有书必读，这样的书是一定会欣赏的。

医院院长要不要读这本书？太需要了。一提医院要留住人才，就会想到教授、主任医师、博士研究生导师，其实，院长是医院的最大人才。君不见小巷总理多么受人欢迎，医院院长就是医院总理，如果医院总理不读书，只凭老经验过日子，水前房角镜在这等医院还能有立足之地吗？水前房角镜不能在这般医院立足，这般医院的眼科就会永远落后于现代科学100年，医院总理读一下这本书只用几十分钟的时间却赢来了超越100年的千载难逢的大便宜，这笔账是要好好地算一下的。人们承认英雄在历史上的作用，尊敬的院长、朋友们、同志们，你们不愧为医院总理，希望得到你们的支持，谢谢。

2. 说到这里，该向网友们说几句了。网友们看我的博客又不去当眼科医生，有用吗？要交代一下，其实，眼科医生还真没有几个来看我的博客的。他们太忙，眼科杂志都没有时间看。来看的都是各行各业的网友，男女老少都有。网友们来看什么？看点新鲜事。这新鲜事可不一般。低下头来，弯下腰来，拾起一个废品小瓶子，45年，写了11本书，建成一门眼科学的分支学科——水前房角镜学，获取24项世界第一，已经出版的第10本书《根治世界前房角镜危机非水前房角镜莫属》是拯救世界前房角镜危机的诺亚方舟。这本书不是空中楼阁，有以前的9本书作为基础，这9本书是何来头？它们能垫起第10本书的底，绝非等闲之辈。为了45年的研究，为了给世界现代眼科学"刮骨疗毒"，铲除痼疾，注入青春活力，超前走上康庄大道，低下头来，弯下腰，没有什么不应该的。一弯腰一低头算得了什么？然而，昂首阔步，踌躇满志，谁肯低头弯腰？弯一下腰，低一下头换来了根治世界前房角镜危机的文韬武略，全中国只笔者一人，难道还不是新鲜事吗？

西汉张良为黄石老人拾履，得赐天书，传为佳话。笔者为大自然拾起小瓶子密码为世界现代眼科学服务，不敢与张良相比，但是，笔者也算是"孺子可教也"。

水前房角镜学的新鲜事儿远不止此，热忱邀请网友们常来赐教。谢谢。

三、这本书使出了世界第一化的绝招

水前房角镜学系列著作之十、黄树春著《根治世界前房角镜危机非水前房角镜莫属》已经出版。

在黄树春著《水前房角镜学手册》（辽宁科学技术出版社，2009，第194～第244页）这本手册中用40个小节50页的篇幅介绍了世界第一化的新理念。其根本含义是：工作、学习、研究的最高标准、最佳标准。各行各业都要有战略方针，世界第一化就是战略方针。因此，它是水前房角镜学提出的治国安邦大计。世界第一化在各国各民族的词典中都是没有的，它是水前房角镜学首次提出来的。做一件事情，为什么不用世界第一化来做呢？为什么偏偏要世界第二化呢？年复一年，总是世界第二化，那什么时候才能达到中华民族伟大复兴呢？目前能做到的就要先做到世界第一化，暂时做不到的，也要知道，不能做世界第二化。心里不能没有世界第一化，世界第一化就是硬道理。

那么，世界第一化又是源于何处？原来，这水前房角镜只有方寸之地，它又有23项世界第一，这水前房角镜上上下下，前前后后，左左右右，里里外外，都是世界第一，你叫我怎样才能表达出它的风采？想来想去，只有叫"世界第一化"才恰如其分。这便是世界第一化的新理念的来历。

这《根治世界前房角镜危机非水前房角镜莫属》一书使用水前房角镜这一世界第一化头衔的"治国安邦"大计是大材小用，所以牛刀初试，定能成功。谢谢大家。

四、这本书字字千金

黄树春著《根治世界前房角镜危机非水前房角镜莫属》已经出版。

这本书可以说字字千金。千金易得，一将难求。这本书则是一字难求。首先求证水前房角镜，水前房角镜世界上从未有过。大自然在1958年借华北制药厂开厂的机会选定了该厂的链霉素瓶作为"信物密码"在全中国开展了"天人合一的创造大奖赛"。作为科研大赛的导师，招收"大自然大学研究生"，这是一个千载难逢的机遇。那一年我28岁，已经在眼科临床干了10年，愚钝不敏，上班天天能看见链霉素瓶，无动于衷，视而不见，没有反应。这种木讷状况一直持续了12年，我已经40岁了。1969年，带医疗队下农村整整工作一年，1970年回到医院，脑子开了点窍，想要为广大农村县医院解决缺乏前房角镜问题。此刻，瓶子还是那个瓶子，看了12年的瓶子，不屑一顾的一只链霉素瓶就像带了一股仙气一样，使我马上伸手把它拿了起来。马上就做了模型试验，得到了惊人成绩。当天晚上在家里就在饭桌上用8岁小儿子的眼睛做了科学临床试验，立即发明了水前房角镜及水前房角镜的b像。这个b像是前房角镜史上从来没有的，它成了水前房角镜是土生土长的中国的发明的见证者。水前房角镜不是抄来的，有此b像为证。全世界几十种前房角镜，都没有b像。这b像的版权属于中国。这家里饭桌上的小儿子眼睛的试验在43年后的2013年得到了北京京东商城在互联网上斥资四千万登水前房角镜系列著作4本书广告的勉励。

回忆起来，不胜感慨，为什么？因为，我整整给耽误了12年之久。大自然1958年就发下了密码，而我1970年才拾起了它。

从1970年到2015年45年没有不在使用、考察、研究、总结，致力于向全国、全世界推广。出版的系列著作11本书加上全国2 000名使用水前房角镜在第一线奋战的英雄们，成为现代世界眼科学的一个超前、改革、真善美的一条风景线。2 000名努力奋战的眼科医生，它们的行动为全世界的眼科医生做出了表率。在医疗战线上全心全意为病人舍生忘死的人们都是英雄。各行各业为社会主义祖国拼命工作的人们都是英雄。群众是真正的英雄。英雄的祖国和英雄的人民是分不开的。

五、这本书的力量是无敌的

黄树春著《根治世界前房角镜危机非水前房角镜莫属》已经出版。现将北京王府井新华书店在网上关于水前房角镜学系列著作第9本书《水前房角镜在全世界眼科使用的必要性》的广告转载于下，这家权威书店的广告不会是假的吧。广告中的9本书是该书店曾经卖过或正在卖着的，这明确地说明，这9本书都是现实存在的，不是虚幻。这样，看起博文来也就轻松多了。

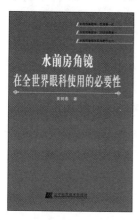

水前房角镜在全世界眼科使用的必要性

作者：黄树春

出版社：辽宁科学技术出版社

ISBN：978-7-5381-8341-2

出版日期：2014-2-1

商品分类：眼科学

销售柜组：批销中心组

店内货架：【眼科学】、【532101】

库存情况：库房有货，配货时间2~3个工作日

推荐：排行榜｜新

内容简介：

32年（1970—2002）的刻苦研究，把一杯水变成了科学，世界眼科史上中国眼科医生独创的水前房角镜学问世了。发表了水前房角镜学系列著作：

《水前房角镜检查法及其应用》（辽宁科学技术出版社，1987）、《眼球铁质沉着病的新发现》（江西科学技术出版社，1996）、《水前房角镜学》（江西科学技术出版社，2002）、《水前房角镜学问答》（江西科学技术出版社，2005）、《水前房角镜学手册》（辽宁科学技术出版社，2009）、《水前房角镜学23项首创的精髓》（辽宁科学技术出版社，2010）、《水前房角镜学23项世界第一》英文版，英文版的书名：TWENTY-THREE WORLD'S FIRST OF HUANG'S HYDROGO-NIOSCOPIOLOGY（辽宁科学技术出版社，2012）、《以水前房角镜学23项世界第一的名义呼吁全世界眼科前房角镜升级》（辽宁科学技术出版社，2012）、《水前房角镜在全世界眼科使用的必要性》（辽宁科学技术出版社，2014）、《根治世界前房角镜危机非水前房角镜莫属》（辽宁科学技术出版社，2015）。仅黄氏病毒灭滴眼液已在27个省市自治区使用逾万例，有效率100%，治愈率99%。1997年1月29日《健康报》"寻医问药"栏特向读者推荐。《黄氏病毒灭滴眼液在眼科的应用》（江西科学技术出版社，1997），本书由27个单位39位作者执笔。黄树春还发表论文68篇。在日本发表论文5篇，译文7篇。被授予"空军优秀知识分子"称号，评为总后勤部先进个人，并荣立二等功2次。

　　为什么这本书是无敌的？因为真善美，而假恶丑不堪一击。大家都知道，用水前房角镜根治世界前房角镜危机是真善美，是对病人救苦救难的天使。

六、这本书让世界前房角镜领域向中国眼科水前房角镜学看齐

这本《根治世界前房角镜危机非水前房角镜莫属》已经出版。现在向大家通报情况，因为这本书是一件大喜事，喜事总是传得慢，所以，早早通报。先知道先高兴，大家同喜。新中国成立以来，我国科技工作总是向外国看齐。只有2012年度国家最高科技奖获得者中国工程院院士王小谟荣膺9项世界第一的预警机超过了美国，比美国的E-3C整整领先一代。不过，严峻的形势是1年左右美国就会超过王小谟的预警机。什么叫争分夺秒？由王小谟院士的超前和美国的紧追，激烈竞争，让我们知道耽误1分钟会造成什么恶果。王小谟院士为了研制此预警机花掉了50年的时间。对这50年，我完全可以理解，水前房角镜学能有今天的成就，花掉了45年的时间。世界科技向中国科技看齐已经不是神话。王小谟院士给我们做出了光辉的榜样。

王小谟院士的杰出贡献说明，水前房角镜学首次提出的"世界第一化"新理念是放之四海而皆准的。世界第一化，王小谟院士做到了，紧跟着水前房角镜学也做到了，这是偶然吗？否，这是中国科技必然的胜利。

这本书让世界前房角镜领域向中国水前房角镜学看齐，是世界科学向中国科学看齐的一个兆头，中国的世界第一化必然是无敌的。

七、这本书：科学的利剑

黄树春著《根治世界前房角镜危机非水前房角镜莫属》已经出版。

这本书是科学利剑，不是水果刀。水果刀只能切皮，对果核是切不动的。科学利剑建设学术学科，维护科学秩序，它用真理击破谬误，为真理站岗放哨，为超前扫清道路。这本书以攻心为上，讲清道理，以理服人。如果非要为世界前房角镜危机做保护伞，不顾病人的安危，不顾医生的便利，在世人面前，螳臂当车，现在毕竟是真理当道，以无知作盾牌是行不通的。

这本书已经把道理讲得一清二楚，世界前房角镜危机的祸首Goldmann前房角镜是客观的存在，用中国水前房角镜取而代之是大势所趋，板上钉钉，别无出路。这本书科学利剑是真理的化身，所以它得民心，战无不胜，它替病人行道，它替医生行道，得道多助，它必须完成它的神圣义务。

八、这本书：科学和良知的呼唤

黄树春著《根治世界前房角镜危机非水前房角镜莫属》水前房角镜学系列著作之十，已经出版。

从1938年至2015年，77年来是否有人提到Goldmann前房角镜的不科学？没有。是人们没有良知吗？不是。眼科医生10万人只见其先进，不知其先天缺陷。在科学上被Goldmann前房角镜以次充好，以伪充真，长达77年。这怪谁？不能怪谁。科学落后，并非人无良知。水前房角镜学以其科学和良知于2014年1月提出世界前房角镜危机必须解决，其根治方法是用中国水前房角镜莫属。水前房角镜学之所以能提出这一现代世界眼科学的重大问题不仅是因为她掌握了这方面的科学知识，而且凭着一个医生天职的良知，是科学和良知向世界眼科医生提出了科学和良知的呼唤。

光有科学就能解决问题吗？科学的正能量是靠人来实现的。黄石老人把天书（科学的正能量）授给张良是出于良知。报载一位院士竟然利用科研项目套取巨额科研经费。院士是科学的代表，院士心术不正，他还能搞什么科学？

水前房角镜学45年来经过多方面的考验，是在风雨中前进，多大的风浪也影响不了她的奋进。她没有确凿的铁证单凭良好的愿望是不可能敢把Goldmann前房角镜拉下马的。要做到良知无愧才能维护科学的正义和尊严。

九、这本书：引领世界前房角镜检查进入3016年

在前房角镜史上，2014年，有一件大事值得纪念，这就是德国眼科学家M.Salzmann于1914年即100年前发明了他的世界上第一个前房角镜。若是没有他的发明，也可能就没有后来的Koeppe前房角镜、Goldmann前房角镜和中国水前房角镜。

那么，2014年至3014年又是100年，对世界前房角镜检查领域来说，不用过了，令人吃惊！为什么不用过了？不必惊慌！世界照常过，人们照常过，您，还做眼科医生，您还是为病人检查前房角。既然全世界都过这一百年（2014—3014），您为什么说这100年不用过了呢？问得好，问得对。黄树春著《根治世界前房角镜危机非水前房角镜莫属》一书系水前房角镜学系列著作之十，已经出版。这本书的任务就是引领世界前房角镜检查直接进入3016年。

直接进入3016年，极其关键的是有了角膜黄色反射征，它的世界意义，它的百年时间效应或价值，起着决定性作用。传统的前房角镜经过百年的挣扎也未能发现角膜黄色反射征，据此判定角膜黄色反射征的时间效应或价值为100年。这样的判定，有把握吗？其实，这样的判定是最把握的，因为，不幸的是，Goldmann前房角镜由于先天缺陷不能生成角膜黄色反射征，这就是说，一万年也发现不了角膜黄色反射征，由此可知水前房角镜的珍贵，是国宝，没有比较，就没有鉴别，凭什么称国宝？看水前房角镜、角膜黄色反射征给现代世界眼科学带来的勃勃生机，就知道它为什么价值连城了。

轻易到手的东西往往不觉得珍贵，中国的老百姓能享受到水前房角镜给他们的幸福，堂堂外国总统只能用Goldmann前房角镜检查遭罪，外国的科技情报部门也太失职了，中国超前100年的无痛水前房角镜不给总统享用，多么遗憾。

十、这本书：天生一个多快好省

什么是多快好省，大家都知道。现在，就请大家看一看，黄树春著《根治世界前房角镜危机非水前房角镜莫属》，这本书真正是天生的多快好省。

这本书为解决世界前房角镜危机而著。现在是什么年代了？凡是有眼科医生的地方就有前房角镜，这些前房角镜都要接受整治世界前房角镜危机的洗礼，其数目很大。这是说本书指导的行动对象之多。

再说快。只要撤下Goldmann前房角镜，换上中国水前房角镜，整治世界前房角镜危机的任务就完成了，即破即立，多么快呀。还有更快的："千里江陵一日还"，只是欣赏它的美，今天我们的水前房角镜可是百年路一日行。只要拿下Goldmann前房角镜，换上中国水前房角镜，你现在做的工作就不再是2016年的水平而是3016年的水平了。虽然人仍然留在2016年，但是，你的工作成绩已经达到3016年的全优成果，这与孙大圣一个筋斗十万八千里相比，并无逊色，似乎，已经超过孙大圣了。只要你手一动，换上水前房角镜，也就是一秒钟，却飞过了2016—3016年的百年。这比孙大圣可快多了。不要以为这讲的是科幻小说，这里讲的完完全全是水前房角镜学的系列著作中讲过的事情，千真万确，这不是哪个人的一项臆想，而是大自然的运筹帷幄，锦囊妙计，大自然为世界上千千万万相关病人所赐的厚礼，我们只有却之不恭，受之有愧了。拙著这本书就是为此打下的一个收条。

要说好，恐怕谁也超不过大自然的安排，可以说叹此观止吧。

要说省，毋庸讳言，水前房角镜物美价廉，谁也比不过它。

十一、这本书：务实

黄树春著《根治世界前房角镜危机非水前房角镜莫属》为水前房角镜学系列著作之十，已经出版。这本书与前9本书一脉相承，务实。其实，若是作为医学科技情报，书名18个字已经足矣，何必写一本书？研究一下这18个字。根治：一看就懂，无须赘言。世界前房角镜：指Goldmann前房角镜，世界各国都使用该镜，不难理解，但是，难在危机二字："好端端"的Goldmann前房角镜怎么就成了世界前房角镜危机的罪魁祸首？水前房角镜又为什么会成为根治世界前房角镜的唯一手段？

这就需要写这本书，它是解救世界前房角镜危机的金钥匙，没有这本书的指引，已经混了77年的世界前房角镜危机还能继续混下去，谁也奈何不了它。Goldmann前房角镜继续使用，谁受得了？受害者是病人，受蒙蔽的是眼科医生。

要想做好这件利世界各国相关病人、利世界眼科医生、利现代世界眼科学的发展，解除77年来的世界前房角镜危机这样的大好事，必须要做艰苦细致的沟通工作。不是你说一说人家就会明白的。如此说来，你的书并非务实而是务虚的了。不然，讲道理做沟通工作，是从实际出发，这本书讲的都是人们一概不知的东西，这些不知道的事情，不讲出来，不讲清楚就等于它们不存在，所以讲这些不为人知的东西正是务实而不是务虚。

对世人概莫能知的事物，怎样解释？因为是世界第一。若是世界第二，知道的人就多了。既然是世界第一，即使是已经发布了，但是，没有看过，没有听说过，还是不知道。

对一个电视剧的好坏，不论男女老少都能说三道四，加以评论，说得头头是道，可是，对世界第一，几十年也看不到一个，太陌生了。王小谟院士研究创制预警机花了50年，荣膺9项世界第一，超过美国。笔者不才，用45年时间获取24项世界第一，这本书之所以能成为现代世界眼科学的诤友，就是务实务来的。

十二、这本书：超前

一个劳动模范通过他的技术革新，其2014年的工作量可以达到20年后即2034年的水平。这样的超前是很难得的，令人羡慕，令人敬佩，引人注目。水前房角镜学的研究成果使眼科医生的前房角镜检查工作2016年的水平一下子就超前飞到3016年的水平。这就是已经出版的拙著《根治世界前房角镜危机非水前房角镜莫属》一书献给现代世界眼科学的一份厚礼。

几乎天天在新浪博客上讲的这个"超前一飞一百年"是看得见、摸得着的活生生的事实。人们喜欢看电视剧，到了开饭时间只好端着饭碗边吃边看，男女老少就没有什么区别。水前房角镜学新浪博客讲的真实事情，其新颖性、趣味性、神奇性、可看性和罕见性，其实，比电视剧还要好看，不过，它毕竟是一本书，而我们看书的积极性实在比不上看电视剧，所以，就丢了西瓜捡起了芝麻。

这本书值得珍惜之处在于它让人们知道，这本书是会飞的书，眼科医生是会飞的医生，中国是会飞的国家。在眼科学，在前房角镜检查领域一飞就是100年，这只是百花齐放中的一枝香花，我国各族人民、各行各业万紫千红总是春，全会飞，前途无量，幸福无量。

十三、这本书：世界眼科医生的紫气东来

做一个医生全心全意为病人服务，昼夜不停，守护着病人。在业务上取得进步非常不易，更不要说求超前，一天飞越100年了。天道酬勤，今天大自然给全世界眼科医生送来了一天飞越100年的眼科兵书——黄树春著《根治世界前房角镜危机非水前房角镜莫属》（已经出版），这正是全世界眼科医生紫气东来，是全世界眼科医生的福气。

现已查知，Goldmann前房角镜先天缺陷，不能生成角膜黄色反射征，这就是说，Goldmann前房角镜永远也生不出来角膜黄色反射征，是它本身断绝了前房角镜一天飞跃100年的机会。

天无绝人之路，大自然安排的解救世界前房角镜危机的特派员——《根治世界前房角镜危机非水前房角镜莫属》一书来到了眼科医生的面前。眼科医生有了这本书，这个超前飞越的通行证，就会一天飞越100年。什么叫世界第一，开开眼界，这就是一项地地道道的世界第一。

世界第一不讲不知道，会耽误了大事。自己不讲，不敢向祖国负责，不敢向科学负责，不敢向医生和病人负责，不敢向历史负责，就是懦夫。

十四、这本书：舍鱼与熊掌而取100年

黄树春著全世界的眼科医生《根治世界前房角镜危机非水前房角镜莫属》为水前房角镜学系列著作之十，已经出版。

这本书是一部专论，论世界前房角镜危机及其唯一的根治措施，非水前房角镜莫属。这前房角镜眼科医生尽人皆知，但是世界前房角镜危机则无人知晓，这水前房角镜是知道的，可是这水前房角镜作为根治世界前房角镜危机的唯一措施则仍然是无人知晓。首次提出这一现代世界眼科学的急需解决的问题并能出一本书解决世界前房角镜危机，只有水前房角镜一家，一家之言。现在，水前房角镜学首次提出了问题，光提出问题还不行，而且，由提出者承担解决这一危机的根治，用自创的唯一能根治这一危机的水前房角镜破旧立新，打造一个水前房角镜的新时代。

到书店买什么样的书？当然是买好书，买喜欢的书。一般来说，书分为两等：一般的书是鱼，高级的书是熊掌。已经出版的这本书既不是鱼，也不是熊掌，是争取了100年的时间。曾经说过，这本书为眼科医生设置了生命预支卡，向大自然给眼科医生借了100年的时间。眼科医生拿到了这本书就拿到了由2016年直飞3016年的通行证。有事业心的人很欣赏这个生命预支卡，因为它把你的事业能力一下子提高到了3016年即100年后的水平。你人在2016年，但是，你做的工作却是3016年的水平，实实在在地、合情合理地使你分享到了人间根本寻求不到的能摸得着、看得见的成就和幸福。你虽然不是真正多活100年，但你确实为病人多做了100年的工作，你满足了病人求之不得的需求，更满足了你自己为病人鞠躬尽瘁的高风亮节的一颗挚爱之心的向往与追求。

评价科研成果，往往从值多少钱出发，这100年能用钱来计算吗？不能。在"100年"面前，世界各国都是零分，唯有中国得分。如果人们能看清楚这一点，各书店的门槛可是要加固的呀，不然，读者蜂拥而至，门槛可是承受不了的啊！

十五、这本书：奇迹出自平凡

这本书已经出版。这本书是个奇迹。一本书给读者带来什么？带来了奇迹。把一个已经使用77年的Goldmann前房角镜存在的问题披露出来，把Goldmann前房角镜完全没有能力检查出角膜黄色反射征，让人们知道，现在不是1938年，那时科学落后，现在是2016年，科学相当进步，混了77年的Goldmann前房角镜实在是不能再混下去了。1938年至2015年对Goldmann前房角镜以假充真扰乱前房角镜检查的正规化科学化，不闻不问，沉睡了77年。被水前房角镜将其诉诸公众，推到下台的结局。黄树春著《根治世界前房角镜危机非水前房角镜莫属》一书已经出版。仅就其在新浪博客透露出来的部分情况来看，Goldmann前房角镜的下台是下定了，大势所趋，谁能为之力挽死局？水前房角镜上台是上定了，取而代之，是世界眼科医生和相关病人愿望，科学战胜谬误，真理说服感情，历史的车轮无可阻挡。

新浪博客天天问有什么新鲜事？不知道这一奇迹算不算新鲜事？中国医学科学不可能一夜之间就全面胜过外国，这个优胜过程是需要一步一步地向前走的。水前房角镜学的成功和胜利，取得超前100年的科技成果，只不过是中国医学科学超过胜过外国的一个项目，众人拾柴火焰高，群众的力量是无穷的，水前房角镜学只不过是抛砖引玉，更多更好的成果会远远超过水前房角镜学。

天天讲奇迹，奇迹从哪里来？奇迹出自平凡。一个小瓶子，平凡，把它拾起来就成了奇迹。奇迹既然来自平凡，为什么平凡无处不有，而奇迹却难以觅寻？难处在于平凡愿意变成奇迹，但是，落花有意流水无情，谁能知道这平凡的小瓶子里面珍藏着水前房角镜学11本书呢。谁知道，这个平凡的小瓶子里还珍藏着角膜黄色反射征呢。谁知道，它还能为世界10万眼科医生和相关病人解救世界前房角镜危机，使现代世界眼科学受益匪浅呢。

平凡是奇迹之母。脱离了平凡，出不了奇迹。

十六、这本书：一开始就是最高级

这本书封面上的书名《根治世界前房角镜危机非水前房角镜莫属》（大32开，211页，200千字，已经出版）就是开始，讲的是水前房角镜学的最高任务以及它的终结。书名有始有终，不看内容，只看书名也就知道这本书目的很明确，来者不善，非达目的绝不罢休。这本书是绝对肯定式，没有商量的余地。一看就看出了这本书的霸气。

这本书是以水前房角镜学系列著作9本书为后盾的，这9本书来自大自然的规律。这本书是以45年水前房角镜临床实践作为陈述的说服力的。这本书本身就是水前房角镜学即眼科学的分支学科。世界前房角镜危机，在世界上没有任何人发现它，水前房角镜学在世界上首次提出了这一实际课题，并用水前房角镜这一唯一的手段根治世界前房角镜危机，而且操作起来立竿见影，即破即立，是从容建立前房角镜检查领域新时代。它的目的性很明确，在于为眼科相关病人服务。

至于谈到霸气，这很正常。这是科学的胜利。它不是针对人的，而是针对事的。科学正义之师，铲除危害病人的、害人的、蒙人的不合理、不科学的垃圾，不但出师有名而且马到成功，不是很好吗？

这本书讲的是钢铁道理，没有办法反驳。一是Goldmann前房角镜检查判定前房角宽度分级不准确，正确的和错误的结果掺杂在一起，搞不清楚哪个是正确的，哪个是错误的，在铁的事实面前能赖得过去吗？二是Goldmann前房角镜因设计缺陷不能检查出角膜黄色反射征的阳性结果，以致早期眼球铁质沉着病漏诊失去早期手术时机而失明。全世界只有中国水前房角镜才有检查出角膜黄色反射征阳性的能力，在现在科学飞跃发展的时代，全世界只有水前房角镜才有检查角膜黄色反射征的阳性的能力，这就是说，Goldmann前房角镜必须下台，它没有资格留任，要求水前房角镜立即上台，保障前房角镜检查领域正常工作，建立稳定科学的新秩序。水前房角镜的角膜黄色反射征是独一无二的铁质沉着病的天敌。角膜黄色反射征成为世界现代眼科学的镇科之宝，世界各国各种前房角镜都是没有角膜黄色反射征的落后100年的残品，水前房角镜是唯一的向大自然借来100年的超前、超高级的无价之宝。

不用再说什么，清者自清，浊者自浊。这场学术之争，可以按这本书做个了断了吧。

十七、 这本书：没见过这样的世面

《根治世界前房角镜危机非水前房角镜莫属》一书已经出版。

这本书，突出的一个问题是，谁也没有见过这样的世面。一本书出版，打开一看，总得有点世界上已经存在过的东西吧，不，这本书，打开一看，没有一件是世界上曾经有过的东西。这本书言世界所未言，讲世界所未有。如此说来，好像是曹操的那本《孟德新书》了？不过，《孟德新书》下落不明。

看看现在杂志上那些论著，哪个不是广征博引，越是如此越是说明你的论著绝非原著，你的知识越渊博，你就很少有自己的东西，主要还是别人的东西。这本书讲自己的东西，别人的东西很多，学习，只能写自己的东西。自己的东西能出10本书，这就是一个世面。编一本书和编100本书是一样的，反正都是别人的东西。只能是名编，不能是名著。

一个系列10本书（200万字）来构建一门分支学科——水前房角镜学，一个水前房角镜是空心的，一门分支学科却是实心的。一只水前房角镜，它能有多少东西？不多，只有24项世界第一，即已经出版的这本书就是水前房角镜学的第24项世界第一。这是一个什么样的世面？有没有讲那23项世界第一的书？有。黄树春著《水前房角镜学23项首创的精髓》（辽宁科学技术出版社，大32开，307页，220千字，2010）。这是什么世面？为了外国眼科医生方便，出版了黄树春著.《水前房角镜学的23项世界第一》英文版即TWENTY-THREE WORLD'S FIRST OF HUANG'S HYDROGONIOSCOPIOIOGY（辽宁科学技术出版社，16开，173页，200千字，2012）。因为角膜黄色反射征是眼球铁质沉着病的天敌，只有角膜黄色反射征的论述，没有关于眼球铁质沉着病的专著怎么能行呢，所以，专门出版了一本黄树春著《眼球铁质沉着病的新发现》（江西科学技术出版社，1996）。这本书全是作者自己的新发现。为了建立现代世界眼科学的一门分支学科——水前房角镜学出版了黄树春著《水前房角镜学》（16开，383千字，2002）。这是一本水前房角镜学的教科书。

第8本书黄树春著《以水前房角镜学23项世界第一的名义呼吁全世界眼科前房角镜升级》（大32开，265页，200千字，辽宁科学技术出版社，2012）。第9本书黄树春著《水前房角镜在全世界眼科使用的必要性》（大32开，167页，150千字，辽宁科学技术出版社，2014）。第10本书黄树春著《根治世界前房角镜危机非水前房角镜莫属》（大32开，211页，200千字，辽宁科学技术出版社，2015）。这3本书是水前房角镜学向世界进军推广普及的三部曲。第8本书是向全世界眼科医生的呼吁，第9本书是再次呼吁，第10本书是第三次呼吁，事不过三，希望全世界眼科医生立即行动起来，撤掉Goldmann前房角镜，支持水前房角镜上岗，为建设一个超前超越100年的新的前房角镜检查的新时代而奋斗。

十八、这本书：金点子

黄树春著《根治世界前房角镜危机非水前房角镜莫属》，已经出版。

金点子是什么？是文韬武略。有了金条还愁没有金点子吗？金条与金点子是两回事，金条不能化成金点子。金条不缺，政府下拨的科研费，相当可观。金条不少，金点子甚少，为什么？因为没有机遇。眼科前房角镜检查法从1907年Trantas首次看到前房角算起，已经108年。从1914年Salzmann首创Salzmann前房角镜至2014年已经100年了。百年来世界眼科医生10万人未能发现水前房角镜下的角膜黄色反射征，并非他们不敏，而是没有机遇。按照水前房角镜走过的45年（1970—2015）的研究历程分析，没有新中国，他们就没有机遇。没有新中国何来华北制药厂，正是大自然利用1958年华北制药厂为国内所有医院生产链霉素的机遇把水前房角镜的密码放了出来。从1958年起，发放水前房角镜的密码一直没有间断，直到临床上只限于结核病使用，才停止。从1958年我天天可以看到链霉素瓶，却无动于衷。那时中国基层医院正在严重缺乏前房角镜。到了1970年即12年之后，我才把大自然发下的宝贝密码拿到手中。因为外国拿不到华北制药厂的产品，中国眼科医生就偏得了，其实，就我一个人偏得，再没有第二个人拿起这个宝贝密码。你看，这个机遇多么难得。如果拿到手的密码没有破译出来，没有用上，那么，大自然的美意也就无可奈何了。

经过45年的努力，不断摸索贯彻大自然的规律，今天能提出这本金点子书，不是像说得这么容易。它像一个在山涧，下面是河水，悬空走钢丝的人，人家是身怀绝技，我是没有一点把握，战战兢兢走钢丝。尤其是后怕。当确认水前房角镜学是为眼科史和前房角镜史添加了一门分支学科，使前房角镜检查领域发生天翻地覆的变化，把旧的前房角镜检查改换成一个新的水前房角镜时代的时候，才意识到自己区区一个普通眼科医生原来曾经背负着如此的重任。真可怕呀。

　　这金点子经过45年炼成，其实，只要读上十几分钟，您心里就有底了，这本书看过几页，再往下看也行，就此打住，不看了，也行。不过，您已经上了"诺亚方舟"了，您已经确认，只能按照这本书去做，世界前房角镜危机只能用水前房角镜来解决，没有其他的办法。特别是，您相信这本书的诚信，诚之所至，金石为开，是一个大写的人写了一本大写的书。

十九、这本书：火热的心

这本书，一看就知道作者是一个初生牛犊不怕虎的年轻人，当眼科医生不到3年。风华正茂，意气风发，童言无忌，不知天高地厚，信口开河，洋洋二十万言，只管讲，不顾一切地说下去。

如果是一本科幻小说，不会有人关心作者是个什么样的人。科幻小说爱讲什么就讲什么，没有顾忌。这本书不是科幻小说，它是一本严肃的科学著作，其所以被比作科幻小说，是因为它"随心所欲不逾矩"，若是这么说，作者就得70岁了。岂止70岁，还要加上20%，即84岁。有了科学，84岁的人就能像年轻人一样意气风发，大声疾呼，为全世界的眼科医生鼓与呼，为全世界的相关病人鼓与呼，毛遂自荐，不请自讲，一而再，再而三，全力以赴，拼全力只进无退，追求全世界齐心解决世界前房角镜危机，把一个春光无限的水前房角镜新时代献给世界现代眼科学，让全世界眼科医生和相关病人都能分享中国医学科研成果，人同此心，心同此理，火热的心就不可阻挡，火热的心就能取得全世界的胜利。

本书作者"随心所欲不逾矩"的秘密在于它只讲水前房角镜学的已有"功劳和业绩"，这些"功劳和业绩"是已经存在的，绝不讲不存在的。

二十、这本书：决定世界前房角镜检查的命运

黄树春著《根治世界前房角镜危机非水前房角镜莫属》已出版。

这本书决定世界眼科前房角镜检查的命运，世界前房角镜危机被彻底解除，还给世界前房角镜检查的科学真面目，采用中国水前房角镜作为唯一的正规标准器械，建成世界前房角镜检查的新时代。

谁是世界前房角镜检查的主人？是世界眼科医生，不是Goldmann前房角镜。自1938年Goldmann前房角镜创立以来在其上岗的77年中由于检查前房角宽度分级不准确，却一直失于监察，错误地将其捧为首席器械，世界各国均使用。

这本书向世界眼科医生说明，由于科学落后，医生不能洞察Goldmann前房角镜的缺陷就失去了掌握前房角镜为临床所用的主动权而陷入盲从的地位，在思想上麻痹，沉睡了77年，这本书唤醒诸位，要做前房角镜检查的主人，世界前房角镜危机，不能任其蒙混医生病人，扰乱前房角镜检查秩序，干扰青光眼的临床、科研和预防工作。

这本书以角膜黄色反射征的发现改写了前房角镜的定义和前房角镜上岗的标准。前房角镜固然是检查前房角的器械，由于角膜黄色反射征的发现，此征是水前房角镜固有的微观功能，Goldmann前房角镜不具备检查此征的微观功能，因此，经过Goldmann前房角镜检查就必然漏诊眼球铁质沉着病，使其失去早期手术的时机而陷于失明。因此，角膜黄色反射征必须成为前房角镜的上岗证。

本书以世界前房角镜危机的教训、水前房角镜拯救世界前房角镜危机的责任和任务把定了世界前房角镜检查的命运。世界前房角镜检查的命运就在支持这本书的医生的手中。

二十一、这本书：天要刮风，天要下雨

黄树春著《根治世界前房角镜危机非水前房角镜莫属》已经出版。

这本书向全世界眼科提出的根治世界前房角镜危机非水前房角镜莫属，并非个人的意见而是大自然最关怀的通报。宣布世界前房角镜危机发生的原因、表现、危害、祸首（Goldmann前房角镜），要求撤掉该镜的上岗资格，立即让中国水前房角镜接替该镜为世界眼科服务。规定角膜黄色反射征为世界前房角镜上岗证，凡是没有检查角膜黄色反射征这一微观特异功能的前房角镜均不准上岗。根治世界前房角镜危机必须从撤掉Goldmann前房角镜开始，以中国水前房角镜上台为世界眼科服务告终。

如此断然的处置，没有商量的余地，为什么？因为天要刮风，天要下雨。天要刮风，谁能阻挡？天要下雨，谁能反抗？顺天者昌，逆天者亡，是从古至今对大自然权威的表述。大自然的规律是放之四海而皆准的。

在眼科史上1972年由中国眼科医生首次发现的角膜黄色反射征，至今已经43年了。它1974年在《人民军医杂志》发表，1980年在《中华眼科杂志》发表，1981—1982年在日本《临床眼科杂志》发表3篇论文，在国内其他眼科杂志发表十几篇论文。在黄树春著水前房角镜学系列著作11本书中，每一本书中均有论述。这是大自然赐给世界眼科的治理77年世界前房角镜危机的"尚方宝剑"。没有这一"尚方宝剑"就不能早期诊断眼球铁质沉着病。Goldmann前房角镜正是因为没有检查角膜黄色反射征的能力，77年来不知多少病人漏诊以致眼球铁质沉着病病人失去尽早手术的时机而失明。往者已矣，但是，角膜黄色反射征发现公开发表之后的41年里，不采用角膜黄色反射征这一救命的超前措施（失明为亚死一等），并且不声明Goldmann前房角镜本身不能检查出角膜黄色反射征，这是不能容忍的。

角膜黄色反射征不是精神的产物而是物质。它不是一种意见。如果是一种意见，可以研究，可以赞成也可以反对。它是一种疾病的临床体征，它是一个综合征。眼球铁质沉着病在水前房角镜检查的条件下出现的综合征。这个角膜黄色反射征是特异性的，尤其是，没有水前房角镜的条件，它是不会出现的。它是隐藏在水前房角镜之中无形的高效的检查利器，对眼球没有损害的安全的探铁器。

角膜黄色反射征不是人造的，是大自然规律的体现。想否定它，根本办不到。不仅在水前房角镜学系列著作中有角膜黄色反射征的彩色照片，而且在黄秀贞主编《临床前房角图谱》（人民卫生出版社，2010）这本受到海内外专家学者赞誉为第一流工作的图谱中也有角膜黄色反射征的彩照。天津眼科医院一位资深摄影师告诉我，它有一张非常漂亮的角膜黄色反射征彩照，是他亲手拍摄的，他说起来非常自豪，可知他对亲手拍摄的角膜黄色反射征彩照的钟爱。1982年在湖南湘潭地区由李惠民主任医师主持的水前房角镜学习班，在讲完角膜黄色反射征的第二天上午8时，刚要讲课，就领来一位角膜黄色反射征病人，是门诊发现的，让40多名学员大开眼界，每一个学员都看清了角膜黄色反射征，这真是没有想到的，感谢病人的热心配合，四十几名学员，他们是不会忘记这一幕的。在《中国现代医生》杂志2007年12月第45卷第23期51页周彦华《469-Ⅰ型水前房角镜检查法在眼科临床上的观察》一文即报告眼球铁质沉着病角膜黄色反射征一例。曾举办水前房角镜学习班18期，全国有2000人使用水前房角镜。这样一门分支学科，这样活在人们心中的科学奇迹，谁能不帮助它前进呢。

天要刮风，天要下雨，必有道理。

二十二、这本书：接受水前房角镜发大奖100年

在报纸上经常看到各种彩票发大奖的信息，少者几千万，多者上亿。人们在大奖的刺激下买彩票的比看博客的多得多了，简直没法比。彩票是买得多，中奖的少，太少了，可能是几亿分之一吧。一个人天天买彩票，终其一生也不见得能中奖，但是，上亿的奖金毕竟使人眼花缭乱，如此巨利，焉有不碰碰运气之理。

这本书：黄树春著《根治世界前房角镜危机非水前房角镜莫属》已经出版。为什么几乎天天发博文？这么急于宣传？有所不知，这本书对眼科医生和相关病人是太重要了。这本书要把世界上最宝贵的治病救人的绝技告诉他们，要把悄悄运行77年的世界前房角镜危机的根治方法告诉他们，要告诉他们，使用水前房角镜刻不容缓，使用它将把检查前房角镜领域立即带入未来的一个世纪即100年。眼科医生在这个领域干的工作不再是2016年的水平，而是3016年的超前水平。

这就是说，这本书是向全世界眼科医生颁发的历史上从来没有过的"大自然特别奖"，相比之下人世间那几亿元的彩票大奖就不值一提了。只要你使用水前房角镜，就发给你大自然特别奖。你虽然没有真正多活100年，但是，你确实多做了100年的超前工作。如果不是水前房角镜学按照大自然规律把生命预支卡送到了眼科医生面前，世界上哪里会有这样的事情？这样的人间奇迹，你信也不信？只要想一想就会明白，这个生命预支卡大自然100年特别奖不就是水前房角镜学系列著作10本书炼成的吗？大奖之下必有勇夫。其实，这个大自然100年特别奖就是科学研究的成果，它是物质的，摸得着的，看得见的，它不是虚幻，不是幽灵，不是科幻，它是中国医学科学研究的瑰宝，送给全世界各国人民的一份尊贵礼品。

二十三、这本书：一旦封顶　没有前途

Goldmann前房角镜为什么77年（1938—2015年）没有改进？世界前房角镜史100年（Salzmann1914年，Koeppe1919年，Goldmann1938年，黄树春水前房角镜1970年，黄树春角膜黄色反射征1972年），到2014年正好是100年。为什么传统前房角镜100年没有发现角膜黄色反射征？就因为封顶，以为前房角镜到了Goldmann前房角镜这个程度已经是达到了顶端，再也没有什么进步的余地。一旦封顶，Goldmann前房角镜就成了首席前房角镜，人们对它尊崇有加，每天照例行事，没有任何考察，等因奉此，100年过去了，吃得香，睡得好，这叫睡于安乐，安乐是有了，不用操心，但是，病人却遭了殃了。Goldmann前房角镜检查前房角宽度判定失误，把个青光眼的诊断治疗预防研究扰得一塌糊涂。前房角镜100年，Goldmann前房角镜77年，时间最长，77年未能发现角膜黄色反射征，责任最大。归根结底，还不是因为给它封了顶吗？中国人讲究"盖棺定论"，Goldmann前房角镜，人家刚刚大显身手就给"盖棺定论"了。不仅把Goldmann前房角镜"盖棺定论"，而且以为前房角镜检查领域没有前途不再研究。这种唯心做法损害了世界现代眼科学的发展，造就了世界前房角镜危机。

正因为有了根深蒂固的唯心封顶的错误，面临用水前房角镜根治世界前房角镜危机，就要预防它走老路，不穿新鞋。这新鞋不是别的，是一双风火轮，不然怎能把检查前房角领域带到3016年呢。不接受水前房角镜就是封顶的再现。"世界上不可能有比Goldmann前房角镜更好的前房角镜。"这种主观臆断的封顶不能成立，因为角膜黄色反射征就在面前，它是水前房角镜优于Goldmann前房角镜的有目共睹的铁证。让角膜黄色反射征出任世界前房角镜的上岗证是根治世界前房角镜危机的根本措施，是放之四海而皆准的，不容诋毁。

二十四、这本书：大自然特别大奖100年　人人有份

已经出版的这本书，黄树春著《根治世界前房角镜危机非水前房角镜莫属》给全世界眼科医生送来的大自然奖，奖品不是几千万而是给眼科医生申请的生命预支卡，其面值为100年时间。众所周知，人的生命浪费几个月，浪费几年，不知道它的宝贵，但是，到了生命垂危的时刻，不管拿多少钱，即使有敌国之富要买延长一秒钟的生命也是办不到的。这个大自然特别大奖奖励的居然是100年的时光，好像是精神的，否，这种领会实在是大错而特错了，大自然特别大奖当然有精神鼓励的成分，但是，最基本的还是物质的。它的奖励的实质是生产力的提高。眼球铁质沉着病的早期诊断对眼科医生来说，是不解之题，谁也没有办法，前房角镜史108年，不论哪位大师的前房角镜都不能发现专门针对早期诊断眼球铁质沉着病的角膜黄色反射征，望眼欲穿，没有那角膜黄色反射征的踪影，100年不能发现角膜黄色反射征，这是历史，这是事实，如果不是中国发现了角膜黄色反射征，那么，岂止100年不能发现角膜黄色反射征，再过100年就能发现角膜黄色反射征吗？不能。知道过去就知道现在，知道现在就知道将来。过去的100年为什么不能发现？故步自封，人们把Golmann前房角镜视为终极，也就是说，它已经到了头了，不可能再有超过它的前房角镜了，于是，"盖棺定论"，这样一来，就是一个固定的东西，不能向前再进一步，僵化了。在生命的意义上说，Goldmann前房角镜已经没有新陈代谢的机遇了，不能吐故纳新，不进则退。不仅仅把Goldmann前房角镜"封闭"而且把检查前房角的领域也化为"保护区"防止外来的干扰，以固守这一保护区的纯洁和平静。把Goldmann前房角镜奉为不可干扰的权威，不准动它一根毫毛。这样，本来是想把"保护区"保护好，事与愿违，搬起石头砸了自己的脚，害了医生害了病人，阻碍了科学进

步，带来了严重的后果。

这个大自然特别大奖不是彩票的抽奖制，几千万的得主只有1人，而是赠送，人人有份。只要看了这本书，使用水前房角镜，就获得大自然特别大奖，100年的超前生产力就是你的一双会飞的翅膀了。得了大自然大奖100年的人就成了会飞的人，不会飞怎么能到3016年呢。这个大奖所借的时间不用担心，它绝非不义之财，它是用45年的辛勤劳动（研究水前房角镜）换来的。45年的劳动物有所值，不用还账，我们只欠大自然的情，不欠大自然的账。

不是眼科医生，网友们看了我写的小文，虽然不能得大奖100年，但是，您多知道人世间还有这样从未听过的奇迹，就算为您讲一个新中国才能做到的科学高歌猛进的真实故事吧。谢谢大家。

二十五、这本书：做的是去Goldmann化的工作

　　要想根治世界前房角镜危机，不做好去Goldmann化的工作是很难落实根治世界前房角镜危机的任务。黄树春著《根治世界前房角镜危机非水前房角镜莫属》（水前房角镜学系列著作之十，已经出版）一书贯穿了去Goldmann化的正本清源的工作。

　　一个原本不合格的、先天设计存在缺陷的Goldmann前房角镜，77年来竟被捧为正宗、正规、权威、神圣不可侵犯的偶像，形成了一个Goldmann前房角镜化。这个Goldmann化，化得相当厉害，成为潜意识。只要你对Goldmann前房角镜说半个不字，你就别想有好果子吃，文章自然是没有可能发表的了。Goldmann化的结果就是滴水不漏的一个保护器，在人们脑中建成了一个反应点，一旦碰到不利于Goldmann前房角镜的信息就立即发出阻击的命令。已经板上钉钉，确认Goldmann是正，反Goldmann的是邪。"你想让我使用水前房角镜吗？我有外国器械，不需要水前房角镜。"

　　Goldmann化的代表性表现是："谁也超不过Goldmann"。这就是不讲理，蛮横的态度。有了这一条，世界顶级杂志就不能发表《根治世界前房角镜危机非水前房角镜莫属》文章。Goldmann化自然就形成了对水前房角镜的禁令。不管有多少人被Goldmann化，他们只是缺欠科学知识，不了解真相，并非存心背道而驰，他们一旦了解真相就会支持事实，事实胜于雄辩。角膜黄色反射征就摆在了人们的面前，这是无法狡辩的，你硬说它不存在，此话一出，不打自招：这是假话。Goldmann化的堪称迷信的一招是："我Goldmann前房角镜经过多次追试，根本就查不出来角膜黄色反射征，因此证实，你水前房角镜的角膜黄色反射征纯属虚构，根本不存在，可以休矣。"Goldmann化的几十年的化的结果，人们早已认可Goldmann前房角镜是绝对权威，所以，这一招

是很灵的。"连Goldmann前房角镜都查不出来角膜黄色反射征，还在这里讲什么？还写了11本书，都是假的，靠边站吧。"

尽管有2000人正在使用水前房角镜，现在还有人相信这样的谬论，可见Goldmann化的流行的程度。这好比是让听不到声音的失聪者当音乐大奖赛的评委。Goldmann前房角镜不能查出角膜黄色反射征本来是它的缺陷，竟然拿它的缺陷作为鉴定的标准，它不能查出角膜黄色反射征就证明水前房角镜能查出角膜黄色反射征是虚假的。这种霸道，不承认科学发现，让人无法容忍。

二十六、答Amazon Customer先生水前房角镜是什么

Amazon Customer先生：非常抱歉，迟复为歉。由于写水前房角镜学第10本书，赶任务，再因为知道您已经买了拙作《水前房角镜在全世界眼科使用的必要性》（辽宁科学技术出版社，2014）所以，今天才和先生谈一下。

水前房角镜与您知道的那些传统的前房角镜不一样。它是以水为镜，半球瓶中盛生理盐水检查前房角，放在眼眶上，因此不需要表面麻醉剂。它的优点是检查前房角判定前房角宽度准确，已有2000人在眼科临床上使用。为什么您看不到有人使用，那是因为中国是一个大国，对2万名眼科医生来说，2 000人只占1/10，哪里能看得见呢。某些大医院没有用，那是因为早已经被Goldmann化了。什么是Goldmann化？这就是说，只有Goldmann前房角镜才是正宗，不准使用水前房角镜。这不奇怪，您想，Goldmann前房角镜已经使用了77年，不知不觉就形成了Goldmann化，它就是金科玉律，不可侵犯。谁要是使用了水前房角镜就是犯了规，那是不允许的。离经叛道还得了，只许使用Goldmann前房角镜，绝对不准使用水前房角镜。水前房角镜诞生45年了，如果没有Goldmann化，早就发展起来了。

"还是你水前房角镜没有能耐，若是真有本事它Goldmann化能奈何得了？"能耐是有的，1972年水前房角镜发现了角膜黄色反射征，这个角膜黄色反射征，Goldmann前房角镜77年都没有发现，原来它根本就没有发现角膜黄色反射征的功能。在今天科学高度发展，不能查出角膜黄色反射征必然被淘汰。水前房角镜独家特异性的角膜黄色反射征专门解决眼球铁质沉着病的早期诊断，救该病病人于水火之中。Goldmann前房角镜同样是前房角镜却根本不能检查出角膜黄色反射征，致使眼球铁质沉着病漏诊，病人失明，所以，必须以水前房角镜取代Goldmann前房角镜，这就是解除世界前房角镜危机的唯一出路。

二十七、这本书：灭火者

写在拙作《根治世界前房角镜危机非水前房角镜莫属》即将出版之前，首先介绍作者个人情况。黄树春，男，1930年5月生。原空军大连医院五官科主任，眼科主任医师，一直从事眼科临床工作，已经离休。

现在，回归正题。灭火者大家熟悉，有消防队员和成年人。这本书是一个灭火者。火有小火、大火，有自燃火、放的火，有明火、暗火，等等。至于世界前房角镜危机，是自燃火。没有人去放火。没有人去放火不等于火势不大，大着呢，火势遍及全世界，因为世界各国都使用Goldmann前房角镜，所以难以幸免，不可谓不大。没有人放火不等于火势不旺，Goldmann前房角镜把传统的前房角镜检查领域烧得乌烟瘴气，青光眼的数据被破坏得一塌糊涂，不可谓火势不旺损失不重。

世界眼科医生，不可谓不多，Goldmann前房角镜（1938—2015）使用时间不可谓不长，77年来竟然对自己手中的世界前房角镜危机的祸首Goldmann前房角镜的地下反科学行为毫无所知，一旦世界前房角镜危机被揭发出来，不是闻风而动，而是在一些方面显得消极。对中国水前房角镜和角膜黄色反射征一无所知，顶级杂志不敢刊登"In order to cure the world gonioscope crisis of Goldmann gonioscope, hydrogonioscope is the only choice."

对Goldmann前房角镜尚存在幻想，以为人多势众，可以把Goldmann前房角镜保卜来，人多，但要有理，在科学铁证面前，人多无理等于零。

作者认为，在科学面前谁都不能以势压人，有理，拿出铁证，以理服人。

谁能推倒水前房角镜和角膜黄色反射征，不妨一试，大自然的规律可不是势力所能撼得动的。

二十八、这本书：里外里200年

写在拙作即将出版之前。评介黄树春《根治世界前房角镜危机非水前房角镜莫属》一书。作者简介：黄树春，男，1930年生。原空军大连医院五官科主任，眼科主任医师，一直从事眼科临床工作，已离休。

作者简介，一共介绍了两次，以后就免了。

经常提到Goldmann前房角镜落后中国水前房角镜100年，其实，里外里是落后200年。

不仅仅补上了100年而且又送上一个100年。送上的这个100年，不是别的，正是角膜黄色反射征。此征虽然是加上的，白搭的，但是，将门出虎子，英雄出少年。就凭它向大自然申请了"生命预支卡"让全世界眼科使用水前房角镜的医生，让全世界眼科前房角镜领域进入3016年，这个100年属于现代医学科学超前成就，这两个100年，加在一起，里外里是200年，不含糊，名至实归。

面对着200年，伸手即得，这好处实在是挺明显的，如果是第一次看到会大吃一惊，天下哪里会有此好事？于是就产生怀疑，这新浪博客这么多年也没有出现这样令人不敢相信的博文，全世界的什么新闻都见过，就是没有见过这样特殊又特殊的临床医学特殊发现。于是就想知道小博作者是何许人也，其实，是一个再普通不过的普通作者，他对博文没有什么作用，起作用只是论述的事实。现在，作者简介已经公布于众，不知道还有哪一方面的疑问？

天下发明发现，宁有种乎？没有。知道这一条，不管作者是谁，何疑之有。世界之大，难道几个国家可以发明发现，几个国家不可以发明发现？新中国成立以后，中国人民站起来了。科学发现的大权早已掌握在中国科学工作者的手中。中国人想要发明发现什么就发明发现什么，难道还要看什么国家的眼色不成？

作者不是凭着一支笔来写什么，他是凭着自己实践的事实来写成水前房角镜学系列著作11本书的。他是凭着科学发明、科学发现和良知来写小博的。

看一篇博文首先要看它的内在精神，对世界，对社会，有没有建设性？其他的要顺延，无聊的就不靠谱了。

读者看书，不要管这管那，择其善者而从之，如此而已。

二十九、这本书：看一看，长200年志气

看一看，中国工程院院士王小谟，9项世界第一，其研制的预警机超过美国，就是有上万篇博文也不换这一条。爱看这一条。看到这一条，痛快。中国科学，一向被认为，落后于外国，王小谟院士的9项世界第一使人们打开了眼界。9项世界第一说明了中国科学早已不是学习外国，亦步亦趋，而是独立自主，自力更生，创造出世界第一流的成果。说世界第一流的并不确切，其实是超世界第一流的。世界第一流，岂止几个，也可能有几十个都是属于第一流的，而王小谟院士的9项世界第一的预警机是独一无二的，把美国世界第一流的预警机抛在了后边，这是中国科学的自豪。这一伟大的创举长了中国人的志气。

一个水前房角镜，中国人的独一无二的超前型前房角镜和它的战胜一切传统的各类型，包括Goldmann前房角镜，天之骄子——角膜黄色反射征，清除危害77年的世界前房角镜危机宿疾，创建一个前房角镜检查领域的新秩序，打造一个前房角镜检查领域的新时代。这是眼科前房角镜史上100年没有做到的。

这若是美国人搞出来的水前房角镜和角膜黄色反射征，那么，一夜之间就会在全世界眼科用上水前房角镜和角镜黄色反射征。如果这水前房角镜和角膜黄色反射征真是美国搞出来的，那么，全世界的媒体就会于第一时间发表号外，大肆庆祝。可惜，美国搞不出来。

世界上谁也搞不出来的东西，比如，水前房角镜和角膜黄色反射征，非中国人莫属，世界各国就是搞不出来，这是千真万确，不服气不行。

说这些，无非是长长中国人的志气，看看这本书，起码长200年的志气。

三十、这本书：Goldmann前房角镜有缺陷，水前房角镜太高超，不要太固执了

评介拙作《根治世界前房角镜危机非水前房角镜莫属》（已经出版），先转载一段科学问答。

转载自百度知道

曾经和爱迪生争论交流电好还是直流电好的是谁?

特斯拉认为交流电最适合传送电能，而爱迪生则提倡采用直流电。特斯拉因持不同观点而被解雇。

交流电的发展于1831年开始。当时英国的化学家和物理学家法拉第发现了电磁感应现象，导体线圈在磁场中运动产生的电流与31年前电池的发明者亚历山德罗·伏打发现的直流电不同。

交流电一直被人们所忽视。到了1884年，克罗地亚电气工程师特斯拉来到美国加入爱迪生机床厂。同年，他发明了一种产生交流电的发电机。特斯拉深信交流电在传输电能方面比直流电更安全、更有效，而爱迪生则将投资重点放在直流电传输上。

离开爱迪生后，特斯拉发明了电磁感应电动机，并在1888年把它卖给了工业家乔治·威斯汀豪斯。5年后，威斯汀豪斯以低于爱迪生的开价赢得了为芝加哥世界哥伦比亚展览会供电的权力。特斯拉的交流电系统吸引了人们极大的关注。今天，大多数发电厂向电网输出的都是交流电。其电压在进入电网处升高以适合距离传送，在进入用户前再降下来。

特斯拉取得了最后的胜利。1917年，他被授予著名的爱迪生奖章。

以上的转载说明，宁肯采用差的也不采用好的。这样做的不是别人，却是大发明家爱迪生。交流电在传输电能方面，多快好省，比31年前发明的直流电有其明显的不可战胜的优越性。直流

电和交流电都不是爱迪生发明的，与他无关。为他的工厂工作的特斯拉是交流电之父，提倡采用交流电，与爱迪生提倡采用直流电主张相左竟被爱迪生解雇。

爱迪生一位鼎鼎大名的发明家竟然逆潮流而动，终于被特斯拉战胜取得了最后的胜利。

特意转载爱迪生的极不光彩的故事，为了什么？当然是吸取历史教训，一个人，不要太固执了。水前房角镜和角镜黄色反射征，为了最后根治世界前房角镜危机搞了45年，出版了水前房角镜学系列著作11部书，提出了世界第一化的新理念（治国安邦大计），已经出版的这部书是世界前房角镜危机的救星。在这样的由45年（1970—2015）炼成的科学实用的根治世界前房角镜危机的拯救方略面前，要支持，要采用，不要太固执了。

三十一、这本书：实实在在做好事

拙作《根治世界前房角镜危机非水前房角镜莫属》已经出版，这本书是水前房角镜学系列著作之十。

几乎是天天讲这本书，重要吗？重要。因为这本书是做好事，实实在在做好事。这本书为病人说公道话，病人需要知情权。世界前房角镜危机悄悄地存在77年，损害了谁的利益？这个灾难瞒过了医生，更瞒过了病人，受害的是医生和病人。全世界的眼科医生被欺骗了，这是历史的科学落后造成的，他们是无辜的。由于医生不知情，病人自然更不知情，病人是冤枉的。医生77年来被Goldmann化，到现在2015年仍然麻木不仁，因为早已被Goldmann化，自己中了毒，根本无力摆脱Goldmann化，就像吸毒者一样，不能自拔。

这个Goldmann化并非指中国，而是面对全世界的眼科医生。外国同样被Goldmann化，他们迷信Goldmann，拿着一个Goldmann不合格的前房角镜当个宝，77年不能发现它的致命弱点。尤其是当水前房角镜1972年发现角膜黄色反射征之后，他们不采用角膜黄色反射征，不拿病人眼睛生死存亡当回事，有悖于人道主义。一个角膜黄色反射征，外国100年前房角镜史（1914—2014）不能发现，中国眼科1972年发现了角膜黄色反射征，本来是为全世界眼科医生办了一件大好事，竟然不顾病人眼睛的生死存亡不予采用，持有如此大的偏见，想要一手遮天压死角膜黄色反射征，如果不把这件不合乎人道主义的行为说出来，如何对得起天下病人？

水前房角镜1970年问世，现在，我国已有2000人使用，由基层医院到大学眼科都有，为什么45年尚未能在全国普遍使用，与Goldmann化有关。Goldmann化的实质是什么？是无知，迷信化。在科学方面搞迷信化，危害甚大。

知道水前房角镜学是办好事，天天讲，也就不足为奇了。因为是为全世界相关病人办好事，得到京东商城4000万巨资（在搜狐新闻、网易新闻、凤凰网整天连续刊登水前房角镜著作4本书广告，2013年长达8个月之久），现在，不仅在上述3家网上媒体做广告，而且在新浪新闻上又开辟广告，刊登的是水前房角镜学系列著作的第9本书，即黄树春《水前房角镜在全世界眼科使用的必要性》。这本书封面是红色，您在新浪新闻、搜狐新闻、网易新闻和凤凰网看到红色封面的书就是京东商城为这本书做的广告。我在新浪博客上写博文，京东商城又在新浪新闻上增开这本书的广告，对网友们阅读提供了方便。谢谢京东商城，谢谢大家。

2015年4—6月又发现京东商城在新浪新闻、搜狐新闻、网易新闻、凤凰网、军事中华网、铁血军事网、天涯社区、新华网等刊登黄树春著《水前房角镜学23项首创的精髓》、《水前房角镜学23项世界第一》英文版、《水前房角镜在全世界眼科使用的必要性》和《根治世界前房角镜危机非水前房角镜莫属》4本书的广告。

三十二、这本书：金风未动蝉先觉，危机缠身犹未知

评介拙作《根治世界前房角镜危机非水前房角镜莫属》，水前房角镜学系列著作之十（已经出版），这本书就是金风未动蝉先觉。

1970年黄树春发明了水前房角镜，1972年又发现了眼球铁质沉着病在水前房角镜下的角膜黄色反射征，本征简称角膜黄色反射征。它的特异微观功能是早期诊断眼球铁质沉着病。在本病的早期，谁也没有办法把铁质沉着给检查出来，什么高大精尖的外国器械完全无济于事，眼科医生束手无策，100多年过去了，不能解决这个难题，它是一个不解之题。中国的角膜黄色反射征不费吹灰之力，一下子就把这个死题给解决了。角膜黄色反射征非常敏感，对眼球铁质沉着病的早期病例，看不见摸不着的铁质沉着特殊敏感，使其立即显露马脚，无法逃脱，锁定真凶，逮捕归案。角膜黄色反射征的最恰当的一语揭穿的表述莫过于"金风未动蝉先觉"。金风，即秋风，指凶险的铁质沉着，蝉即知了，指角膜黄色反射征。金风未动蝉先觉，铁质沉着，你往哪里跑，你这眼睛的杀手想和水前房角镜未发明之前那样漏诊，溜之乎也，那是办不到了，乖乖地束手就擒吧。金风未动蝉先觉——角膜黄色反射征给世界现代眼科学献上了非常珍贵的实用的诊断武器。

世界前房角镜危机从1938年Goldmann前房角镜问世开始到2015年整整77年了。在这3/4世纪的漫长岁月里全世界10万眼科医生被Goldmann化即迷信化，病人不幸，全世界有600多万只眼睛由于不能早期诊断出眼球铁质沉着病而无辜失明。1972年中国发现角膜黄色反射征，给眼球铁质沉着病病人带来了避免漏诊，早期诊断就意味着免于陷入失明的深渊，但是，由于迷信化的毒化作用，竟然冒天下之大不韪，不采用角膜黄色反射征，倒行逆施，贻害病人，违背人道主义违背科学和良知，这就是为什么向

全世界呼吁根治世界前房角镜危机的道理。

　　Goldmann前房角镜根本不能检查出来角膜黄色反射征，一直窃据世界前房角镜检查领域的首席，不声明其自身不能检查出角膜黄色反射征，所以，Goldmann前房角镜必须下台，混了77年了，不能再混了，中国水前房角镜必须上岗，不如此不能根治世界前房角镜危机。

　　这本书就是"金风未动蝉先觉"。网友们，你们看博客千百万条，看到过中国医学用"金风未动蝉先觉"大自然的规律无私外援全世界各国的如此动人的新闻吗？没有。所以，请您转载小博，让全世界都能看见中国医学科学援外的新闻。讲的是事实。这样的事情，无处抄袭，无法造假，大家看，转载小博，对中国好，对世界好，对医学好，对病人好，对医生好，没有不好。如果您愿意，水前房角镜学45年（1970—2015）学术成果都能在网上查出来，谢谢大家。

三十三、这本书：没有自信　何以成功

自信是科学工作者的基本素质之一。没有自信，还能做科学研究？1970年当我拿到大自然发下的一只链霉素瓶，立即做了模型试验，当晚就迫不及待做上了科学试验。没有实验室，我家就是实验室。一张饭桌就是试验台。不能拿病人做试验，不能拿别人做试验，只有我的8岁小儿子做试验对象最合适，儿子是我的，出什么问题，我扛着就是了。没有什么可以选择的，这全部家当就是唯一的条件，也是最好的条件。饭桌虽小却也适用，小儿子一双漂亮的大眼睛，是最好的试验品，父与子是最好的搭档，上阵还是父子兵。谁能知道这背水一战的父子一瓶的科学试验成功竟然为水前房角镜学45年的长足发展奠定了基础，打开了大门，一路顺风，无往而不胜。

这样的条件，我很满足，与其说是很满足，不如说是很自信。一个小小玻璃瓶与前房角镜是风马牛不相及，拿8岁小儿子做试验对象是出了多大的代价，没有足够的自信力是很难做到的，搞不好，是赔了儿子又无功，这里是，明知山有虎，偏向虎山行。这次试验，说是试验，一点不假，就是试验试验，哪里有什么一定成功的保障，现在看起来，做这个试验根本就不必担心，可是当年却是如临大敌，心里很不踏实。当时用什么来保的险？是我的自信心。做了最坏的估计：顶多是试验失败，竹篮打水一场空，如此而已，不会发生危险。

45年间（1970—2015）出版的水前房角镜学系列著作10本书是这次试验的大丰收，是这次试验"搂草打兔子"的副产品，至于这第10本书，已经出版的《根治世界前房角镜危机非水前房角镜莫属》是向全世界眼科发出的拯救世界前房角镜危机的檄文。建议立即拿下Goldmann前房角镜，全世界各国一律换上中国水前房角镜，彻底解除世界前房角镜危机，迎接改革后阳光明媚的春天。这个大变革的实现是当年的原始试验无论如何也想不到的。

三十四、这本书：将世界眼科的阴暗面暴露在光天化日之下

拙作《根治世界前房角镜危机非水前房角镜莫属》已经出版，这本书的出版在世界眼科会引发强烈的反应。

1.怎么会发生这样的事情？前房角镜领域怎么会这样烂掉？

2.使用了77年的Goldmann前房角镜怎么会一夜之间就变成了不合格的残品？

3.Goldmann前房角镜为世界眼科服务77年一贯制，为什么非得下台不可？

4.水前房角镜在中国大多数是被中小医院使用，大学附属医院用得很少，它怎么就成了气候？

5.水前房角镜居然发现了一个角膜黄色反射征，奇怪的是Goldmann前房角镜竟然不能检查出来角膜黄色反射征，真是岂有此理？

6.一只小瓶子摇身一变，成了世界顶级超前的标准的首席前房角镜，是可忍孰不可忍？

7.水前房角镜兴风作浪，"离经叛道"，怎么不把它轰了出去？

8.水前房角镜不遵守常规，不合常理，竟敢胡言乱语，狂言惑众，就不能赶跑它？

9.我不同意水前房角镜的观点，水前房角镜就得退出去。

这些并不是全部的问题，下面，依次解答。

1.怎么会发生这样的事情？

世界上随时随地可以发生各种事情，这个世界是在不断地运动。自有前房角镜以来，前房角镜就在变动。首创前房角镜的是Salzmann（1914），1919年的Koeppe前房角镜是在Salzmann前房角镜的基础上创造的；Goldmann前房角镜（1938）与他以前的直接式、折射型前房角镜不同，开创了间接式、反射型前房角镜。

Goldmann前房角镜在前房角镜中放了一小平面镜，与前房角平面保持一定的角度，观察前房角。这个小平面镜的角度是固定的，不能微调，因此，对比较难以检查的前房角，比如高的虹膜末卷挡住了前房角深部细节的光路，此时，Goldmann前房角镜就玩不转了，它不能看到这个高的虹膜末卷遮挡着的前房角的深部全部细节，所以，就把明明是一个宽角竟然被Goldmann前房角镜给看成了窄角。这样一来，Goldmann前房角镜的误判前房角宽度分级的原因是它的先天设计缺陷就暴露无遗了。但是，医生在检查前房角的时候，过于自信，并没有与Koeppe前房角镜检查结果对照，以至于77年一直沿用Goldmann前房角镜，不知道它的判定前房角宽度分级存在错误。Goldmann前房角镜对低的虹膜末卷的前房角检查结果是正确的，但是对高的虹膜末卷的前房角检查结果是错误的。医生虽然亲手操作，并不知道哪一次结果是正确的，哪一次结果是错误的，这就是说，正确的与错误的掺在一起，是一笔糊涂账。这哪里还有一点科学性？Goldmann前房角镜把青光眼的临床数据搞了个乌烟瘴气，一塌糊涂，严重影响了青光眼的诊断、治疗、普查、科研，77年来做的错事坑了医生和病人。

怎么会发生这样的事情？前房角镜领域怎么会这样烂掉？现在，通过这本书的揭发，您看到了国内外从来没有如此的新闻，世界前房角镜危机的命题是小博于2014年1月在新浪博客首次提出的。这个首次是什么意思？这个首次不是别的，就是第一次提出了这一命题。在此向网友们报告，这也是与新浪博客有缘吧。谢谢大家。

三十五、这本书：将世界眼科的阴暗面暴露在光天化日之下（续一）

继续解答问题。

2. 使用了77年的Goldmann前房角镜怎么会一夜之间就变成了不合格的残品？

为什么一夜之间Goldmann前房角镜就变成了不合格的残品？因为它受宠77年，人们只知道它是最好的前房角镜，不知道它是最坏的前房角镜。人们对它的认识是有问题的。人们只看到了它打扮得漂亮，金玉其外，却不知道败絮其中。它与以前的前房角镜不同，是新创的间接式、反射型前房角镜，人们感到新鲜，以为它的检查结果也是准确的，没有问题的。不料，它从1938年问世第一天起就是一个地地道道的不合格的残品。它成为不合格的残品不是一夜之间而是77年来夜夜之间，3/4世纪，虽然还不到一个世纪，但是，其时间之久、危害之大，确实是创造了眼科学历史上蒙尘之最，应当受到科学和道义的批判。

观察事物最忌只看现象，不看本质。再忌人云亦云，不亲自考察。对Goldmann前房角镜只看外表，俨然是一个漂亮、精良的前房角镜。哪里知道，实际上它是一个徒有虚名的残品。一踏进眼科，上级医生就用Goldmann前房角镜检查前房角，曾几何时，他也成了上级医生，也带着下级医生用Goldmann前房角镜检查前房角，如此周而复始，必将万世一系，Goldmann前房角镜的宝座可谓永固矣。然而，人间正道是沧桑，狂风一阵落宝座，从此赞誉不再来。

三十六、这本书：将世界眼科的阴暗面
暴露在光天化日之下（续二）

继续解答问题。

3. Goldmann前房角镜为世界眼科服务77年一贯制，为什么非得下台不可？

77年一贯制不假，但是，要看它这一贯制是怎么做的？如果是医生和病人都满意，那当然可以继续做下去，可惜，它辜负了医生和病人的信任，它的错误是因设计缺陷造成，没有自动显示错误的红灯，不能自己纠正自己的错误。眼科医生以为Goldmann是高明的，Goldmann前房角镜的错误又是隐藏的，所以才能77年一贯制，若是它的错误是表面的，能看得出来的，而不是潜伏的，早就下台了，岂能以一个有缺陷的仪器使用77年？这77年一贯制并非是Goldmann前房角镜的荣耀，而是它的耻辱。

现在，世界科技早已不是1938年Goldmann前房角镜问世时那个样子，中国工程院王小谟院士用50年的奋斗创建的预警机荣膺9项世界第一超越了美国。在世界前房角镜危机漫长的77年（1938—2015）中，中国眼科医生于1970年发明了水前房角镜，1972年发明了角膜黄色反射征，2015年1月已经出版的黄树春著《根治世界前房角镜危机非水前房角镜莫属》一书是最新的第24项世界第一。此书以前的23项世界第一在黄树春著《水前房角镜学23项首创的精髓》和黄树春著《水前房角镜学23项世界第一》英文版的两本书作了详细的介绍。

人间正道是沧桑。水前房角镜和角膜黄色反射征正在完成它的最高使命向77年的世界前房角镜危机发起总攻，与眼科同道一起解救被这一危机控制下的眼科学的蒙难的相关病人。

三十七、这本书：将世界眼科的阴暗面暴露在光天化日之下（续三）

继续解答问题。

4.水前房角镜在中国大多数是被中小医院使用，大学附属医院用得很少，它怎么就成了气候？

水前房角镜之所以成了气候是因为国内外的气候变了。全世界的科学发展很快，远远不再是1938年那时那个样子了。从1914年Salzmann首创他的前房角镜开始，经过Koeppe前房角镜的改进，到1938年Goldmann开创间接式、反射型前房角镜，由于当时科学水平不高，以为Goldmann前房角镜是一个精良的前房角镜，不知道它的设计缺陷，不知道它长达77年（1938—2015）的潜藏的严重错误，迷信它，宠爱它，把它这个有缺陷的仪器当作了权威，使它蒙蔽了医生和病人，给眼科学的一段历史蒙上了尘埃。

历史的车轮滚滚向前，到了1970年6月水前房角镜问世了。1972年水前房角镜发现了角膜黄色反射征。从1970年到2015年，角膜黄色反射征发表了几十篇论文，其中3篇在日本《临床眼科杂志》发表（1981—1982），正式出版了水前房角镜系列著作11部书；1982年，水前房角镜荣获中国人民解放军全军科技成果奖一等奖，角膜黄色反射征荣获中国人民解放军全军科技成果奖一等奖；1991年，《眼球铁质沉着病的系列研究》荣获中国人民解放军全军科技成果奖三等奖，荣立二等功一次。另一次荣获二等功是1954年，与水前房角镜无关。

全世界眼科医生10万，沉睡了77年，刚刚睡醒，还没有反过乏来，世界前房角镜危机，这样的重大事件从1938年转到2015年的观念谈何容易。因为Goldmann化的结果，满脑子都是Goldmann化，对水前房角镜和角膜黄色反射征是一窍不通，去掉Goldmann化需要一段时间。Goldmann化是什么？就是迷信化。破除迷信是不容易的。"我是正宗，水前房角镜的东西，我不看。"真的不看。"我有外国洋器械，不要你的东西。"科学是凭事实辨别是非，而不是以偏见对待事物。穿衣戴帽各有所好，谁也管不着。但是，世界前房角镜危机是由不得任意颠倒黑白的。

角膜黄色反射征于1972年一出世，就给前房角镜检查领域设置一个规则：凡是不能检查出角膜黄色反射征的所有前房角镜都不能上岗工作，它们的严重功能缺陷不能满足眼科临床的严谨要求。

科学是发展眼科学临床的方向，大学附属医院眼科使用水前房角镜即使只是少数，也是代表着科学的发展，真理常常掌握在少数人的手中。

三十八、这本书：将世界眼科的阴暗面暴露在光天化日之下（续四）

继续解答问题。

5. 水前房角镜居然发现了一个角膜黄色反射征，奇怪的是Goldmann前房角镜竟然不能检查出来角膜黄色反射征，真是岂有此理？

水前房角镜于1970年问世，这是一个发明，角膜黄色反射征是水前房角镜于1972年发现的，这就造成一个连环策。没有水前房角镜就没有角膜黄色反射征。角膜黄色反射征是水前房角镜独有的秘密的潜在的一种微观功能。裂隙灯—角膜生物显微镜没有检查角膜黄色反射征的功能，Goldmann前房角镜也没有这种检查角膜黄色反射征的功能。水前房角镜是前房角镜，Goldmann前房角镜也是前房角镜，既然都是前房角镜，为什么后者就不能检查出角膜黄色反射征？好像是不公道，其实是真公道。你Goldmann前房角镜是人造的，而水前房角镜不是人造的。人造的，设计的人用尽了智慧和力气，无奈，只是这样的一个低水平，世间有的前房角镜，能检查前房角的前房角镜是造出来了；但是，世间没有的前房角镜，能检查出角膜黄色反射征的比如水前房角镜，就没有人能造出来。水前房角镜自藏秘密武器角膜黄色反射征，在它1970年6月问世到1972年10月28日发现角膜黄色反射征这2年4个月期间，任何人也不知道世界上还会有角膜黄色反射征这回事。若是黄树春早就知道，为什么非要等到角膜黄色反射征之父（第一位献出角膜黄色反射征的中国人、病人）给送来呢？世界上如果有人早就知道角膜黄色反射征，为什么他（她）不取？最合理的解释就是确实是不知道。他（她）若是早知道，首次发现角膜黄色反射征，那么，他（她）就是角膜黄色反射征之父了。刚才你还说角膜黄色反射征之父是中国人、病人，怎么又说他是角膜黄色反射征之父了。这不奇怪。根据科学惯例，凡是发现某定律的人，人们即称之为某定律之父。角膜黄色反射征之父之称按惯例应当是黄树春，但是，我认为这是不恰当的，一个医生即使本领再大也是从病人学来的，病人永远是医生的老师，角膜黄色反射征明明是病人给我送来的，称此病人为角膜黄色反射征之父才是公道的、合理的。

你为Goldmann前房角镜不能检查出角膜黄色反射征抱不平，不平则鸣。你说Glodmann前房角镜不能检查出角膜黄色反射征是岂有此理。其实它根本不冤枉，没有谁委屈它。它以一个不合格的残品窃据世界前房角镜领域的首席，它受到科学低水平的保护蒙骗世界10万眼科医生3/4世纪，你仍然不知道，看不到它的错误是不能容忍的，应当冷静反思，好好看看水前房角镜和角膜黄色反射征的优点。不是水前房角镜不自量力，仗着大自然的后门，做它不应该做的事情，反而是，为世界眼科学的全局着想，进言献策，讲的是45年临床实践的发明、发现、最普通的表述（没有花言巧语），全是可以重复的、看得见、摸得着的活生生的事实。如果你能多看一些小博，如果你能在网上浏览一下各家书店关于水前房角镜学系列著作的销售情况，就会认为水前房角镜学的所作所为是无可厚非的。

三十九、这本书：将世界眼科的阴暗面 暴露在光天化日之下（续五）

继续解答问题。

6. 一只小瓶子摇身一变，成了世界顶级超前的标准的首席前房角镜，是可忍孰不可忍？

错了，大错特错了。

一只小瓶子摇身一变，成了世界顶级超前的标准的首席前房角镜，这是求之不得的大好事，闭门家中坐，天上掉下如此高级的馅饼，这不是神话，水前房角镜和角膜黄色反射征就是天上掉下来的馅饼。不是"是可忍孰不可忍？"，而是："是可成孰不可成？"，"有志者事竟成。"

一只小瓶子摇身一变成为拯救世界前房角镜危机的救星，正是这本书即黄树春著《根治世界前房角镜危机非水前房角镜莫属》肩负的最高使命。

对拯救世界前房角镜危机这件大事，有截然不同的两种看法：一种是，这是一件顺理成章的杰作；另一种是，因为不明真相而"是可忍孰不可忍？"。要大力支持顺理成章的人们为世界现代眼科学根治世界前房角镜危机贡献力量，也要帮助尚不理解水前房角镜和角膜黄色反射征的人们破除迷信，认清形势，以大局为重，同心协力，做好根治世界前房角镜危机的工作。这项百年大计的崇高任务值得全世界眼科医生骄傲。

四十、这本书：将世界眼科的阴暗面暴露在光天化日之下（续六）

继续回答问题。

7. 水前房角镜兴风作浪，"离经叛道"，怎么不把它轰了出去？

水前房角镜兴的什么风？作的什么浪？水前房角镜学有一篇博客，题目是"风吹草低见牛羊"，已经在我的新浪博客上发表过了，因为排行榜从来也选不上小博，所以从来也不曾流传，只是有几个网友似乎看过，很平常的文字。至于一个Goldmann前房角镜，不过是一只前房角镜而已，离什么经？叛什么道？大家都用Goldmann前房角镜，忽然来了个水前房角镜要Goldmann前房角镜下台，这有什么奇怪的，做手术时有的血管钳不好用，换一个新的就顺手了。这很平常。一个不合格的Goldmann前房角镜，不能胜任当前的工作，即不能检查出角膜黄色反射征，还不赶快引咎辞职，耽误病人诊断，不能容忍，再发多少牢骚，也阻挡不住水前房角镜根治世界前房角镜危机的步伐。

四十一、这本书：将世界眼科的阴暗面 暴露在光天化日之下（续七）

继续回答问题。

8. 水前房角镜不遵守常规，不合常理，竟敢胡言乱语，狂言惑众，就不能赶跑它？

众所周知，常规一出版，其部分内容就已经过时了，成了明日黄花。对常规应当是择其善者而从之。什么叫不合常理？常规的明日黄花部分就是不合常理，在临床工作中及时修正，实施那些新的行之有效措施，待下一版增补入常规。

在常规中已被载入的东西，不具备法定的资格，不是上了常规就是金科玉律，而应及时淘汰那些过时的东西，增补那些已经为实践证实的东西，以防止常规成为科学的绊脚石，这已经是老生常谈，众所周知。建议撰写眼科教科书和眼科常规的专家们及时将水前房角镜和角膜黄色反射征秉笔直书，写入正文。

四十二、这本书：将世界眼科的阴暗面暴露在光天化日之下（续八）

继续解答问题。

9. 我不同意水前房角镜的观点，水前房角镜就得退出去。

水前房角镜已经登上世界前房角镜舞台45年了。到今天2015年1月11日还没有接到过任何让水前房角镜退出的通知。你不同意水前房角镜的观点，尽可以拿出推翻水前房角镜和角膜黄色反射征的铁证，成为水前房角镜和角膜黄色反射征的掘墓人，实现你的意志。不过，如若拿不出铁证来，只好请你悄悄退下。毋庸讳言，我从来不避讳与大自然的关系，不是我攀上了大自然，而是大自然广发密码招生，一直延续了12年，我已经是错过了12年，耽误了12年（1958年招生，1970年应征），12年只招到了一个学生。我从大自然那里拿到了大自然规律，没有任何别的东西。众所周知，大自然规律是任何人也推不倒的，所以，谁若是妄想推翻大自然规律，必定只是妄想，再没有任何东西。

四十三、水前房角镜学向中外记者发布重要新闻

各位中外记者：

黄树春著《根治世界前房角镜危机非水前房角镜莫属》一书已由辽宁科学技术出版社出版发行。这本书肩负着水前房角镜学的最高使命，在世界上第一次揭开了眼科学的黑暗面——延续了77年（1938—2015）的世界前房角镜危机。

1938年Goldmann前房角镜创立开始，因其设计缺陷，不能完全正确地判定前房角宽度分级，对高的虹膜末卷眼球不能越过此障碍全部看见前房角深部细节，以致将本为宽角误判为窄角，严重地干扰了青光眼的诊断、治疗、普查和科研。这一错误是掺杂于其正确结果之中，医生不知道哪一次结果是正确的，哪一次结果是错误的。由于当时科学水平低，医生们相信了Goldmann前房角镜是最好的前房角镜，世界各国都使用Goldmann前房角镜，以致流毒全世界，犹不自知。

黄树春于1970年发明水前房角镜，其优点是不用表麻剂（传统的前房角镜100年来非用表麻剂不可，对角膜上皮有害），以水防护眼球非常安全、无痛，检查前房角不受高的虹膜末卷干扰，判定前房角宽度分级准确，中国有2000名医生使用，万无一失。1972年10月28日水前房角镜发现角膜黄色反射征，此征是100年来全世界眼科医生望眼欲穿没有能够发现的，其特异功能是早期诊断眼球铁质沉着病。由于Goldmann前房角镜不能检查出角膜黄色反射征，使之漏诊，使眼球铁质沉着病从眼科医生的眼皮下溜之乎也，病人失去手术时机，陷入失明的深渊，这是眼科一大悲剧，令人悲痛不已。如今，有了角膜黄色反射征，拨开乌云，使眼球铁质沉着病病人重见天日，这值得为受苦受难的病人庆幸，为眼科学的进步高兴。然而，全世界由1974年角膜黄色反射征在国内和国外（1981—1982在日本《临床眼科杂志》发表3

篇论文）正式发表41年以来，全世界眼科没有采用角膜黄色反射征，致使世界前房角镜危机延长了41年，让青光眼和眼球铁质沉着病病人又多遭了41年的罪，是眼科学在其历史上蒙受了77年的尘埃。黄树春共正式出版了水前房角镜学系列著作11部书，其中第7部书是专门为外国写的《水前房角镜学的23项世界第一》，是英文版，第8部、第9部呼吁全世界使用水前房角镜、第10部即本书，是献给全世界眼科的根治世界前房角镜危机的策略。第1部、第5～第11部由辽宁科学技术出版社出版发行；第2～4部由江西科学技术出版社出版发行。

以上是世界前房角镜危机的起源、表现、危害和根治的必要性和迫切性。

角膜黄色反射征是眼科学前房角镜检查领域的革新的成功的唯一标志，是前房角镜上岗的通行证，凡是没有检查角膜黄色反射征能力的任何前房角镜一律不能上岗，以保证防止世界前房角镜危机的悄悄复辟。建议全世界眼科医生一起行动起来使用水前房角镜根治世界前房角镜危机。根治世界前房角镜危机，非水前房角镜莫属。

四十四、拯救世界前房角镜危机的11块铺路砖

不能摆脱世界前房角镜危机的要害在于对危机的无知。Goldmann前房角镜本来是世界前房角镜危机的祸首，人们却77年来（1938—2015）一直蒙在鼓中把它奉为世界首席，技术权威，根本看不到它对眼科学的危害，是人们的无知掩盖了世界前房角镜危机的真相。不解决无知的危机就不可能拯救世界前房角镜危机。

无知，自然就自大。既然人们已经被Goldmann化（迷信化），哪里还能听得进不同的声音。你说Goldmann前房角镜不好，那还了得？无知者并不知道自己无知，可怜的无知以为水前房角镜学无知，不知天高地厚，怎么敢以卵击石？现在看来，水前房角镜已经武装到了第二系统，一个角膜黄色反射征就是置Goldmann前房角镜于瘫痪的世界最新武器。同是前房角镜，人家能检查出来角膜黄色反射征，为什么你，Goldmann前房角镜就不能检查出来角膜黄色反射征？你就是被角膜黄色反射征战败的不合格的废品了，你还有啥说的？

应当从这一严酷的事实中猛醒，世界之大，什么事情不能发生？区区一个不合格的废品Goldmann前房角镜当然抵挡不住大自然下发的"二炮"——角膜黄色反射征了。有理走遍天下，无理寸步难行。Goldmann前房角镜被证明是一个纸老虎。在光天化日之下，纸老虎现形记正在上演，纵使有多少保护伞也难以遮住太阳，大家看得很清楚，这里上演的是活生生的科学普及优秀节目，鼓掌吧。

要解决对世界前房角镜危机的无知问题，看了水前房角镜学系列著作第十部书即《根治世界前房角镜危机非水前房角镜莫属》就知道在真理面前谬误总是退却的，水前房角镜学系列著作11部书就是拯救世界前房角镜危机的11块铺路砖。

四十五、以Goldmann前房角镜为检验
真理的唯一标准害人匪浅

众所周知，实践是检验真理的唯一标准。在世界前房角镜危机中Goldmann前房角镜竟然盗用"实践是检验真理的唯一标准"提出"我Goldmann前房角镜检查不能查出角膜黄色反射征，就证明角膜黄色反射征是根本不存在的，子虚乌有"。它这样披上"检验真理"的伪科学外衣还真能骗人，上当的不少，影响了根治世界前房角镜危机的进程。由于盲目迷信化的中毒太深，真就有人相信它。这没有什么奇怪的，众所周知的"假作真时真亦假"是绝对不能不露馅的，骗人的事、坑人的事是不能做的。

说角膜黄色反射征是子虚乌有，那是因为太害怕角膜黄色反射征了，角膜黄色反射征不是别的，事实证明它恰恰是Goldmann前房角镜的掘墓人。Goldmann前房角镜不下台，何以谢天下？水前房角镜不上台何以服务于天下？谢谢大家。

四十六、 这本书治疗科学幼稚病

黄树春著第10本书《根治世界前房角镜危机非水前房角镜莫属》已由辽宁科学技术出版社于2015年1月出版。这本书向中外记者发表重要新闻，它是水前房角镜学奋斗45年（1970—2015年）出版了9本书还不解渴之后，在9本书的基础上提出的治疗科学幼稚病的金玉良方，拯救世界前房角镜危机。

"针对世界前房角镜危机，你常说，世界眼科医生10万，不能发现世界前房角镜危机，难道不包括你吗？"回答是：当然包括我在内。看了我的小博，有疑问：你是干什么的？我1948年当眼科实习医生，1956年主治医生，1980年副主任医师，1983年空军党委命令破格晋升为眼科主任医师。我干了几十年眼科，不也曾经是对世界前房角镜危机一无所知吗？不搞水前房角镜，我是不可能知道世界前房角镜危机的。

一个医生写一本书能治疗一种病，是很平常的事情，这里指的是复习了大量文献，加上自己的宝贵经验，但是，拙作这本书，难得的是，全部是作者自己首创的，没有世界上现成的东西，而且，是解决眼科10万人不知道的问题。世界前房角镜危机关系到世界有关千百万病人的安危，关系到世界现代眼科学的科学进步，走上康庄大道的问题。

水前房角镜学为国内外做好事，2014年得到京东商城斥资四千万在3家媒体（搜狐新闻、网易新闻、凤凰网）大做水前房角镜学著作广告，持续8个月。最近，京东商城将此广告的范围又增扩到新浪新闻和新华网。

为一本书斥巨资，大作宣传，关心国家医学科学成就向世界交流，这是多么伟大的创举，多么稀罕！

一个不合格的，设计缺陷的Goldmann前房角镜引发的世界前房角镜危机隐蔽地延续77年而不为人知，是中国眼科医生用45年的时光换来的黄树春的这本书拯救了世界前房角镜危机。

四十七、反思法是辨识水前房角镜和角膜黄色反射征的重要手段

当前，世界现代眼科学面临的迫切任务是动员大家起来尽快清理根治世界前房角镜危机。由于Goldmann前房角镜危机潜伏的时间太长（77年），Goldmann化（迷信化）中毒太深，不仅不认识什么是世界前房角镜危机，而且也不认识水前房角镜和角膜黄色反射征，所以，不进行反思是不能解决问题的。

别人的认识不能代替自己的认识。别人赞成根治世界前房角镜危机，你根本就搞不清楚，人云亦云，应付一下，看看风向，糊弄的只能是自己。这反思法可是厉害得很，不论是世界前房角镜危机也好，角膜黄色反射征也好，都得由你的大脑进行分析、研究、对比、判断、去伪存真、抓住要害、由表及里、弄清背景、排除干扰、不偏不倚、以第三方的公正立场排除私心杂念、做一次上不愧天下不愧人的试金石，不管是谁，金就是金，泥沙就是泥沙，如实报来。报给谁？当然是报给你自己，你这番反思就是你的大脑的高尚的功能的运作，你的强大的大脑就是这样炼成的。

也可以把水前房角镜掂量掂量，这种水前房角镜，你能搞出来吗？你是否也想搞过？只不过迟了一步？或者你压根就没有想过？再想一想，这个水前房角镜怎么能在它的肚子里暗藏一个角膜黄色反射征呢？这可是一件新鲜的事儿，也是一件稀罕的事儿。这在历史上不会在博大精深的中华文化中也有个影子吧？你别说，还真能找到一个虚构的有名的故事。记得《西游记》中有一个铁扇公主，她的肚子里倒是有一把能煽灭火焰山的烈火的芭蕉扇，孙大圣为了得到这把芭蕉扇真是费了不少的力气。铁扇公主肚子里的芭蕉扇是最强大的灭火吹风机，要想过火焰山，非铁扇公主的芭蕉扇莫属。试想，这个根治世界前房角镜危机是非水前房角镜莫属，若想打开角膜黄色反射征，必须有水前房角镜，

而那个要过火焰山是非铁扇公主的芭蕉扇莫属，何其相似乃尔。

吴承恩的《西游记》是虚构的，当然，铁扇公主肚子里的芭蕉扇的故事是虚构的，无论如何，水前房角镜肚子里的角膜黄色反射征也不能被看作是《西游记》中一个美丽的神话故事的翻版，为什么？因为角膜黄色反射征并非笔者写出来的，世界上的任何人也写不出来，它是奉大自然之命随同水前房角镜在其肚子中隐蔽地来到了人间。这是一件有两道密码的绝密。第一道密码是水前房角镜，世界上所有各种前房角镜，都解不开角膜黄色反射征，连一根毛也摸不着，第二道密码是由角膜黄色反射征之父———一位中国辽宁省病人于1972年10月28日专程来到空军大连医院首次把角膜黄色反射征送给了我。所以，是天赐我也。角膜黄色反射征与吴承恩没有任何抄袭的瓜葛，我非常敬佩吴承恩这位伟大的作家。在我的书中离不开中华文化，我以学习中华文化而自豪。

四十八、以病人失明换取世界前房角镜危机的苟存是饮鸩止渴

世界前房角镜危机自1938年秘密地延续了77年，不像世界经济危机那样看到了经济的衰退，是看不到的病人的无辜失明。到了2014年1月水前房角镜学在世界上提出了世界前房角镜危机，在新浪博客发表了多篇博文，2014年在这一年中曾慕名向世界两家顶级杂志投稿，对这样一篇真正的世界第一的原创的论文竟然没有给予刊登。黄树春何德何能，竟然于2015年1月正式出版了《根治世界前房角镜危机非水前房角镜莫属》这本书，出书是凭真凭实据，铁证如山，不管这本书拿到哪里去，不管谁看到这本书，因为有45年的研究，出版过的9本书的垫底，在几十篇的论文（国外仅3篇）陪伴下，这第11本书还真有点像研究所的报告。其实，水前房角镜学的第2至第11本书都是我在家里写的。我感谢空军大连周水子离职干部休养所的关怀和照顾，有这样的修养式的"研究所"，虽然不是正式的研究所，咱写的书也不能不像个样子啊。

这本书不管是好也好，差也好，只要能达到我爱眼科，我爱病人：科学诚可贵，真情价更高；若为献良策，两者不可抛。

完全没有必要文过饰非，为了Goldmann前房角镜的面子，竟然以病人失明作为代价排斥水前房角镜和角膜黄色反射征，这样做就失去了一个医生品德，已经远远超出了学术讨论的界限。你有什么解不开的问题尽管提出，水前房角镜学系列著作11本书是能够满足你的要求的。在这11本书之外还有人证和物证。仅举一例，山西省眼科医院院长沙洛教授是1982年水前房角镜和角膜黄色反射征鉴定会的主持人，是他亲手用角膜黄色反射征阳性病人的角膜黄色反射征典型表现示教，让与会专家都看得清清楚楚。如果没有沙洛教授的熟练精确的表演示教，鉴定会能一致通过水前房角镜获全军科技成果一等奖，角膜黄色反射征也获全军科技

成果一等奖吗？沙洛教授也让与会专家每一个人都看到了，就是刚刚看过的这同一病人，在裂隙灯生物角膜显微镜下确实不能检查出来角膜黄色反射征阳性。这就是说，同一病人在水前房角镜下能检查出角膜黄色反射征阳性，而在Goldmann前房角镜下，是不能检查出角膜黄色反射征阳性的。这一点非常重要，这是Goldmann前房角镜致命的功能缺陷的铁证。

四十九、自以为是，以人为是，就是没有以科学事实为是

从延续77年的世界前房角镜危机的发生、发展和被揭穿的过程来看令人引以为戒的教训颇多，其中，自以为是，以人为是，就是没有以科学事实为是，值得讨论。做临床工作的都知道，医生不宜为自己的亲人抢救或做手术，因为方寸已乱，容易出错。至于已经使用77年的Goldmann前房角镜被宣布为世界前房角危机的祸首，不会引起情绪的变化，他根本就不会相信你说的是事实。

他亲自使用过的器械，从来没有听说过对Goldmann前房角镜有什么坏话，使用它心里踏实，现代眼科学的前房角镜领域风平浪静，常规有序，平安无事，怎么能一夜之间就发生了世界前房角镜危机了呢？不管你怎么说，我也不相信。你的文章和书，我都不看，无事生非，我心里很清楚，天下不可能有这样的事。这就叫自以为是。谁还没有自己的主意呢。也许你历来的主意都是对的，可惜，这次是大错而特错了。

再说以人为是，看看上级、老师、同学和同事，都是不理会这件事，不说这件事，彼此，彼此，这样，心里就有底了。有这么多的人和我的观点是一致的，可以高枕无忧了。其实，人多并不意味着有理。真理有时真就没有掌握在多数人手中。

最后说的是，就是没有以科学事实为是。不以科学事实为是，是最可怕的。其可怕的后果就是，除了科学都是对的，只有科学事实是不对的。角膜黄色反射征是1972年被水前房角镜发现的，有大量的人证和物证，在《中华眼科杂志》及国内其他眼科杂志，以及日本《临床眼科杂志》发表（3篇论文被美国医学文摘和荷兰医学文摘收入）。拙作水前房角镜学系列著作的1～11本书中都有记述。拙作中的角膜黄色反射征彩照和黄秀贞主编的《临床前房角图谱》中的角膜黄色反射征的彩照都很真实、漂

亮。角膜黄色反射征这个科学事实是无人能推翻的，角膜黄色反射征的早期诊断眼球铁质沉着病的性能和挽救被Goldmann前房角镜漏诊以致无辜失明的伟大意义是不可能被埋没的。水前房角镜是根治世界前房角镜危机的唯一法宝，在这个世界上没有任何的器械可以拯救世界前房角镜危机，要想彻底清除世界前房角镜危机永不复发，非水前房角镜莫属。

五十、世界前房角镜危机是科学幼稚病的一件大案

拙作黄树春著《根治世界前房角镜危机非水前房角镜莫属》一书已由辽宁科学技术出版社于2015年1月出版发行。这本书揭开了眼科学的一个阴暗面，将秘密运行77年的Goldmann前房角镜引发的世界前房角镜危机暴露于光天化日之下，本书一出版立即引起关注。

世界前房角镜危机由1938年Goldmann前房角镜问世即秘密地运行，至今已经77年了。Goldmann前房角镜由于设计缺陷不能对高的虹膜末卷眼的前房角深部细节完全看到，所以，把这部分眼前房角的Scheie宽度分级错误地判定为窄角。这些错误的前房角检查结果，医生并不知道，瞒过了医生，Goldmann前房角镜检查的错误结果与正确结果都被认为是正确结果，根本就不知道还有错误结果一事。它的危害是严重干扰了青光眼的诊断、治疗、普查、科研和流行病学的调查。更有甚者，1972年黄树春发现了角膜黄色反射征，它是专门为世界上独一无二的早期诊断眼球铁质沉着病的最有效的方法。此征只能由1970年黄树春发明的水前房角镜来完成检查任务，Goldmann前房角镜是不能检查出来角膜黄色反射征的。Goldmann前房角镜检查不出来角膜黄色反射征，使无数的眼球铁质沉着病病人被Goldmann前房角镜漏诊，失去尽早手术的时机，无辜地陷入失明的深渊。在1974年角膜黄色反射征公开发表之前，不能怪罪Goldmann前房角镜，因为它没有检查角膜黄色反射征的本事，但是，从1974年角膜黄色反射征公开发表到2015年这41年中，Goldmann前房角镜自己不能检查出角膜黄色反射征，又不声明自己不能检查出角膜黄色反射征，以致眼球铁质沉着病病人继续被Goldmann前房角镜漏诊，无辜地陷于失明。这种残酷的眼科悲剧在没有发现角膜黄色反射征之前天天上演，100多年来好不容易盼来了角膜黄色反射征，却瞒着病人，为维

护自己的"威信"竟然不顾牺牲病人的眼睛，多么可悲、可恶，有悖于人道主义。这不是什么风格问题，而是严重渎职，丧失医生职业道德，是要负法律责任的，但是，我们并不准备追究法律责任。

以上事实是世界前房角镜危机的起源、表现和危害。

不难看出，水前房角镜揭发的世界前房角镜危机，正是科学幼稚病的一件大案。把一个根本就不合格的设计有缺陷的残品当成了权威，当成了首席前房角镜，世界各国眼科就没有不使用它的。路遥遥兮77年，一个Goldmann前房角镜，竟然和科学开了这么大的一个玩笑，77年，天天使用它，怎么就不磨磨刀呢？磨刀不误砍柴工，想一想，怎么不调查研究一下，是不科学啊，幼稚啊。只看表面不看实质。水前房角镜，朴实无华，谁会知道它肚子里暗藏着角膜黄色反射征呢。角膜黄色反射征来到这个世界，就给世界前房角镜领域定了调子：凡是没有检查角膜黄色反射征功能的前房角镜就不允许上岗，它们一上岗，世界前房角镜危机就复辟了。眼球铁质沉着病本来就没有早期诊断的方法，发现了角膜黄色反射征，相关病人刚刚重见天日，却被Goldmann前房角镜一手遮天给屏蔽起来，剥夺了病人的知情权，科学幼稚病是何等的可怕。科学幼稚病好像是不能有所为，错了，它对正能量无一是处，但是它对负能量却是火上加油，破坏性很大。要提倡科学，要有知，不要幼稚；要有胆识，向前看，不要故步自封；要科学，不要迷信。这些都是老生常谈，科学幼稚病也是老毛病了，以这老几条是可以治好这个老毛病的。世界前房角镜无视病人的知情权，以伪科学挑战真科学，是可忍孰不可忍，请大家一起努力用水前房角镜和角膜黄色反射征根治世界前房角镜危机，还我眼科学精细、科学的本色。

五十一、11本书200万言，世界前房角镜危机能挡得住吗

世界上任何落后的东西都要抵挡先进，垂死挣扎，不是每一个先进事物都能挡得住的。水前房角镜学的10本书，都是正式出版的专著，它们之间是什么关系？前九本书都是第10本书的基础。前9本书好比是9条线，都穿在第10本书这个针头上。这个45年磨成的针和线就用来缝补现代世界眼科学的破洞和绣出国色天香的新的超前的最美的图画。

用什么来抵挡《根治世界前房角镜危机非水前房角镜莫属》这本拙作？世界前房角镜危机为什么能77年悠然自得，肆意妄为，不就是有科学幼稚病来保护它吗？要想避开拙作的揭发莫过于将水前房角镜和角膜黄色反射征屏蔽起来，你写了11本书也没有用，无人知道，我Goldmann前房角镜不就高枕无忧了吗？是啊，不就是怕揭露真相吗？现在，把真相屏蔽起来，我Goldmann前房角镜照样控制世界前房角镜领域，照样坐我的首席，你有啥办法。

科学幼稚病就是科学幼稚病，这个抵挡根治世界前房角镜危机的招数确实不灵。你想，水前房角镜学系列著作的11本书都是经由各地的新华书店卖出去的，它们能没有影响吗？况且，中国还有2000人在使用水前房角镜呢。办过18期水前房角镜学习班，能没有作用吗？现在的时代，"好事不出门"已经是明日黄花，再说，"若要人不知，除非己莫为"这是一句贬义的话，但是，做好事也是瞒不住的，总是要有蛛丝马迹的。再说，中国医学为世界医学做好事，为什么非要瞒着呢？水前房角镜和角膜黄色反射征是为清理治疗眼科学的病入膏肓的顽症挺身而出的，它无求于眼科学而有助于眼科学，它不会打扰眼科学，而只会使眼科学锦上添花。

自问，水前房角镜学所为无愧于帮助过我的百名教授、百

名伯乐，可惜，他们很多人已经驾鹤西去。上海第二军医大学长海医院眼科主任杨德旺教授给拙作《眼球铁质沉着病的新发现》（江西科学技术出版社，1996）写了序，今天，出版第10本书《根治世界前房角镜危机非水前房角镜莫属》（辽宁科学技术出版社，2015）再请杨德旺教授作序已经是上天无门了，留不住时间，留不住良师益友，可悲。

五十二、在搜狐新闻30分前又看到京东商城的《水前房角镜在全世界眼科使用的必要性》一书的广告

　　《水前房角镜在全世界眼科使用的必要性》一书，黄树春著（辽宁科学技术出版社，2014）。是在小博中多次提到的。它的京东商城的广告在搜狐新闻、网易新闻、凤凰网刊登过几百天，最近在新浪新闻登了十几天，尽管登了几百天的广告，人们不知道这本书有什么意义的还大有人在。人们看见了这本书的广告以为不过是一本普通的书，他们不知道，包括这本书在内的4本水前房角镜著作被京东商城斥资四千万包下搜狐新闻、网易新闻、凤凰网整天刊登广告前后将近一年，这真是一件特大的新闻。一个写书的，一个卖书的，素不相识，为了中华民族伟大复兴，京东商城用四千万硬是把水前房角镜学著作给托上了天让这些献给现代世界眼科学的锦囊妙计、根治世界前房角镜危机的使者多快好省地为世界医学和世界相关病人服务，先天下之忧而忧，多么伟大的民族精神。我热烈欢迎网友们到新浪博客作客，看看小博，会满足大家的希望，请不吝指正，谢谢大家。

五十三、有啥别有科学幼稚病　没啥别没科学

过去说，"有啥别有病，没啥别没钱"，现在，前进了一步，叫作"有啥别有科学幼稚病，没啥别没科学"。为什么？因为科学幼稚病对社会危害太大了，要是患上了科学幼稚病，那就什么事情也办不成了。至于说到钱，没有科学只能有小钱，要想发展经济富国富民，那还得有科学。有科学才能致富，没科学只有受穷。

2014年1月小博在新浪博客上发表了关于"世界前房角镜危机"的博文，这是在眼科学的历史上破天荒第一次提出了世界前房角镜危机。世界经济危机对人们来说已经几乎是妇孺皆知，但是世界前房角镜危机，这个词，这个命题，这个事件，是黄树春通过44年的研究在新浪博客第一次提出来的，确有其事，查有实据，对眼科学的进展危害很大，必须根治，彻底解决。

科学文献，不论是在多么小的刊物上第一次发表，都属于第一次文献，经引用、转载就成了二次文献，及至出版书籍，那已经是三次文献了。这里指的科学文献并非一般的文章，而是原著、原创。什么是原著、原创？原著、原创是指你写的论文、书籍，是世界上未曾有人说过、写过、做过的事物。不管哪一家杂志都是以自己刊物能刊登原著而引以为荣的。

水前房角镜学的第7本书是黄树春著《水前房角镜学的23项世界第一》英文版（辽宁科学技术出版社，2012）是专门为世界各国眼科同道写的。目的是让世界各国的眼科医生知道，中国眼科学的新知见，给他们看的是眼科史上从来没有的东西。这些世界第一实用，能用在眼科临床上，希望他们能认识到自己的落后，分享中国眼科的新发明和新发现。可惜，阳春白雪，和者盖寡。不知道世界第一真是好东西。一个角膜黄色反射征，全世界10万眼科医生不费吹灰之力就能分享到现代眼科侦察兵的高超技

术。眼球铁质沉着病因为没有早期诊断方法，77年被Goldmann前房角镜漏诊以致失去尽早手术的时机而无辜陷入失明的深渊者达600多万只眼睛。这个眼科学的悲剧，10万眼科医生是知道的，他们束手无策，当真的早期诊断的法宝拿到了他们的面前，却无动于衷，十足的一个叶公好龙。

怎么能让大家更形象地理解角膜黄色反射征？举《白蛇传》中法海的金钵收服白娘子的神话故事。按说白娘子的机灵和武功都在笨拙的法海之上，但是，法海祭起金钵，白娘子招架不住，被金钵吸将进去。早期眼球铁质沉着病隐蔽自己的身份，让世界上高大精尖的各种探查仪器束手无策，一个一个地败下阵来。水前房角镜启用了角膜黄色反射征，只见在水前房角镜下，早期铁质沉着病的角膜本来无色，现在因处于角膜黄色反射征的强大威力下，早期角膜隐藏着的铁离子以角膜内圆顶和角膜光学切面呈现黄色的形式露出了它的真相。从角膜无色立即变成黄色，打着黄旗自首，就让角膜黄色反射征抓住了真凭实据，铁证如山。

这样的检查过程，不到1秒，速战速决，大快人心，谁不高兴，谁不佩服，谁不赞赏，谁不称绝，世界第一，真正达标，无可非议，大开眼界，为现代世界眼科学争光，为中国医学科学外援创造一个样板，水前房角镜学与中国援外医疗队并驾齐驱。

中国医学一枝花献给世界医学，这样美好、喜庆的善举是何等好啊！科学幼稚病虽然抵抗、阻挠，只不过是一个插曲，算不了什么，只要加强对水前房角镜和角膜黄色反射征对世界前房角镜危机的根治宣传，用科学医治科学幼稚病，前途光明，乌云永远遮不住太阳。

五十四、这本书封面天头3行字是什么

2015年1月由辽宁科学技术出版社出版发行的黄树春著《根治世界前房角镜危机非水前房角镜莫属》是水前房角镜学系列著作之十，大32开，211页，200千字，定价25.00元。

本书封面的天头部位印着3行字。第一行是"水前房角镜学世界第一化"说的是水前房角镜学，这个自创的眼科学的分支学科，世界第一有24项，它的上上下下、左左右右、前前后后、里里外外，都是世界第一，世界第一不是两个三个、七个八个，而是24个，怎么办？只有叫它世界第一化才比较恰当。第9本书黄树春著《水前房角镜在全世界眼科使用的必要性》（辽宁科学技术出版社，2014）其封面的同一部位也是印的三行字，第二行是"水前房角镜学：23项世界第一"，这第二行字明明印的是23项世界第一，这才过了不到1年怎么就在第10本书的封面同一位置，公然印上了"水前房角镜学第24项世界第一"？这变得也太快了。是误印了吧。这个位置的字是起到提示作用，很重要，不可能印错。说得对，是没有错。原来这本书就是一个世界第一。如果对世界第一还不熟悉，你看完这本书就会知道，世界上谁也没有讲过，谁也没有看过，谁也没有做过的事情就是世界第一。

世界第一之所以招人爱，是由于它能解决人们不能解决的问题，它给人们带来幸福和快乐。你看，世界前房角镜危机已经秘密地运行77年（1938—2015），几代医生上当受骗，水前房角镜和角膜黄色反射征一旦将此科学幼稚病揭穿并取代Goldmann前房角镜，该是多么高兴，科学必将引领眼科学迅速走上健康的科学之路。

世界第一是从哪里来的？它来自平凡。我爱平凡，也爱世界第一，两者并不矛盾。2015年2月3日《大连晚报》A5，本报记者红心一篇报道："小姑娘扔掉旧娃娃肚里藏着'宝'父母2万多元现金放其中，保洁员发现后敲开门送还"这个现实生活的事实，它让我非常高兴，天是多么的蓝，大地铺满了阳光，社会多么温暖，62岁的保洁员冯悦平多么可敬，记者红心同志把这件平凡而伟大的事情当作是世界第一来写，写出了人人爱看的报道，谢谢。

我做的工作与保洁员冯悦平的工作是一样的。在40岁的时候，拾起了一只用过的链霉素瓶，经过45年（1970—2015）的研究，把自己发明发现的（本来是拾起的）水前房角镜和角膜黄色反射征（相当于冯悦平拾起的2万多元现金）献给眼科学的10万眼科医生，用以根治世界前房角镜危机，解决这个至为重要的根治世界前房角镜危机的问题。因为什么说是把水前房角镜和角膜黄色反射征献给10万眼科医生？因为水前房角镜和角膜黄色反射征就是他们遗失的，而我正是与冯悦平一样，不过是拾遗而已。谢谢冯悦平、红心记者和大家。

五十五、用常识判断水前房角镜学是非必败

　　水前房角镜学由1970年6月开始到今天2015年6月，就整整45年了。2015年1月由辽宁科学技术出版社出版发行的黄树春著《根治世界前房角镜危机非水前房角镜莫属》是水前房角镜学系列著作之十，本书的出版使水前房角镜系列著作达到了高峰。它的使命是根治世界前房角镜危机，水前房角镜是世界上独一无二的拯救世界前房角镜危机的法宝。世界前房角镜危机已经秘密运行77年，使眼科学蒙尘77年。Goldmann前房角镜是这一危机的祸首。由于水前房角镜的崛起，它成为Goldmann前房角镜掘墓人的角色已经显露锋芒。这场世界前房角镜危机的两个方面的决战将影响到前房角镜领域的生死存亡和眼科学的发展前途。

　　水前房角镜无痛，无须使用表面麻醉，安全，检查前房角判定房角宽度分级准确无误并动用其暗藏的角膜黄色反射征早期诊断眼球铁质沉着病，使Goldmann前房角镜不能检查角膜黄色反射征造成的漏诊，陷此类病人于失明的大祸得以消除，拯救世界前房角镜危机。水前房角镜和角膜黄色反射征给眼科学割除世界前房角镜危机这个毒瘤，确保前房角镜检查领域的安全，铲除世界前房角镜危机之后，水前房角镜学为眼科学建立的超前新秩序保证眼科学的科学发展走上康庄大道。

　　水前房角镜学之十《根治世界前房角镜危机非水前房角镜莫属》一书的封面上书名的18个大字已经把这个眼科学的重大危机事件点明了拯救的方法和出路。

　　以上不长文字基本上把Goldman前房角镜是世界前房角镜危机的祸首，水前房角镜及其角膜黄色反射征是世界前房角镜危机的救星的事实基本上交代清楚了。但是，人们往往是根据常识来判断事物的是非。过去，在北京，只要你说一声看眼睛，立即有人告诉你去同仁医院，这就是常识。你说你拾起一只小瓶子竟然

出版了11本书，还要给Goldmann前房角镜（可是首席前房角镜啊）安上一个世界前房角镜危机的祸首的罪名，让Goldmann前房角镜下台，水前房角镜上台。你说，这多么不靠谱，违反了常识嘛。

这就是说，凡是不在常识之内的都是不靠谱的。Goldmann前房角镜在职77年，只要是一个眼科医生，就知道它，Goldmann的大名如雷贯耳，多朝元老，称霸77年，无人敢在太岁头上动土。区区水前房角镜和角膜黄色反射征何德何能，哪有你说话的地方？所以，你出版了11本书，没有用，就是100本书也不行。不需多说，什么叫道理？Goldmann这个名字就是最硬的道理。反对水前房角镜和角膜黄色反射征的根据就是如此，不如此怎么办？因为没有支持Goldmann前房角镜的证据，因为没有推翻水前房角镜和角膜黄色反射征的证据，不能讲什么证据，一提证据就顶不住了。千里之堤溃于蚁穴，可是不得了啊，不能讲实事求是，一讲实事求是，Goldmann前房角镜就没有命了。我这里讲的是伸张正义，不敢说真话，不敢说实话，那科学只有自消自灭，说出真话实话，就能得到阳光雨露，现在这个年代不是1938年Goldmann前房角镜问世那个年代了，假话，骗人的话是见不得阳光的。

涉及全世界眼科相关病人的知情权，病人有权选择对他们有好处的器械，科学幼稚病把他们与世隔离，是侵害他们的应有的权利。让大家知道不能亏待病人，必须讲科学，按科学规律办事，不要感情用事，有关的人要负起自己的责任，把根治世界前房角镜危机的大事办好。

五十六、不要断送眼科学的美好前程

有句老话："听人劝，吃饱饭。"旧社会能不能吃饱饭是老百姓的第一个大问题，"民以食为天。"所以，"听人劝"就很受重视。现在，不要说在饭店，就是在家里，也是浪费多多。吃饭的问题对大多数人来说已经不是什么大的问题，因此，"听人劝"自然而然地不被重视了。就拿世界前房角镜危机来说，水前房角镜学为病人的利益，为了眼科学的进步，为了眼科医生的有一套实用、科学、超前、最高级的前房角镜及角膜黄色反射征，做了大量的工作，这是水前房角镜学系列著作11本书为眼科学全心全意服务的宗旨。水前房角镜学不是单纯为中国服务，而是为全世界服务的，特别为全世界的眼科朋友写了第七本书即黄树春著《水前房角镜学的23项世界第一》英文版（辽宁科学技术出版社，2012），让全世界的眼科朋友都能分享中国临床医学的超前的科研成果。就像中国老百姓家里包了好吃的饺子一定要送给邻家分享一样，这本用英文写的书以无比的热情娓娓而谈，希望他们认识理解水前房角镜及角膜黄色反射征给眼科临床带来的重大贡献，建议（劝）他们使用水前房角镜。也可能，是听不进去中国人的良言吧？在外国人的眼里过去未曾见过中国眼科有世界第一，现在，一下子出来了23项世界第一，怎么能接受得了呢？（此刻，就在第11本书出版之后，已经成了24项世界第一了。）

第8本书黄树春著《以水前房角镜学23项世界第一的名义呼吁全世界眼科前房角镜升级》（辽宁科学技术出版社，2012），什么叫前房角镜升级？就是请全世界眼科都使用水前房角镜。第9本书黄树春著《水前房角镜在全世界眼科使用的必要性》（辽宁科学技术出版社，2014）是第二次呼吁全世界眼科都使用水前房角镜。事不过三，第10本书黄树春著《根治世界前房角镜危机非水前房角镜莫属》，刚刚出版，就不是第三次呼吁了，是正式首次提出了根治世界前房角镜危机，Goldmann前房角镜是世界前房角镜危机的祸首，必须下台，以水前房角镜取而代之，这是根治世界前房角镜危机的唯一方法，是拯救世界前房角镜危机的唯一出路。

　　抵抗这本书——昭示世界前房角镜危机的檄文是没有用的。檄文揭露了世界前房角镜危机的真相，使秘密运行77年的世界前房角镜危机暴露在光天化日之下，老鼠过街，人人喊打。眼科学因一只耗子坏了一锅汤，新陈代谢，自然规律，不足为奇，科学不能和稀泥，科学容不得妥协，自然科学起码是这个样子的。Goldmann前房角镜落伍了，只有进陈列馆，不能再拖累眼科学，让眼科学扫清自身的蒙尘，还其清白吧。

五十七、现代医学科学的发展需要世界 交流

现代医学科学的发展离不开世界交流，不是哪一位权威就能决定医学科学的发展，不能光有个人观点，最重要的是要有世界观点。即使是权威，个人的力量总是有限的。医学的历史是如何走过来的？不是单枪匹马就能取得世界医学的发展，而是集腋成裘，成千上万的病人和医生摸索着经过漫长的岁月形成了现在世界医学科学的规模和水平。

集腋成裘，是一个发展的规律。没有哪一门科学是一锹挖个井就能建立起来的。拿眼科学的前房角镜来说，没有1907年Trantas在世界临床上首次看到人的前房角，就不可能有1914年Salzmann首创他的世界上第一个前房角镜。没有Salzmann的工作也就不可能有Koeppe前房角镜的诞生，他的前房角镜是在Salzmann前房角镜的基础上修改成功的。应当说，除了中国的水前房角镜（黄树春，1970），Koeppe前房角镜是相当好的一个比其后1938年的Goldmann前房角镜要好得多。如果没有Goldmann前房角镜的出现，Koeppe前房角镜检查前房角的结果胜过Goldmann前房角镜，不会引起世界前房角镜危机，顺利地为眼科学服务。

但是，天有不测风云，很遗憾，世界眼科医生错误地选择了Goldmann前房角镜，以为它优于Koeppe前房角镜，其实，这种只看表面不看实质的错误在当时的情况下是难以避免的。眼科医生疏远了Koeppe前房角镜，以为Goldmann前房角镜优于Koeppe前房角镜，放着平坦的大路不走，背上了世界前房角镜危机沉重的包袱，一背就是77年。也难怪医生上当。以前的前房角镜都是直接式、折射型。1938年的Goldmann前房角镜另立门户，是反射式、间接型，让人们耳目一新，再加上配合裂隙灯生物角膜显微镜的使用，就把医生们征服了。这些就好比是一个人戴上一顶博士帽，就以为他是一位博士了。其实，Goldmann前房角镜的反射

式，虽然是开辟了检查前房角的一个新的途径，但是，对前房角镜的临床使用并不是长了优点，却造成了麻烦。检查前房角在一般情况下不论是折射式还是反射式都是可以的，但是，一旦遇到高的虹膜末卷眼球，折射式的Koeppe前房角镜就能跨过此障碍顺利地查清前房角深部的房角细节，满意地完成前房角镜检查的任务。可是，反射式的Goldmann前房角镜一旦遇到高的虹膜末卷眼球，它就因为光线的反射作用不能通融而不能跨过高的虹膜末卷，不能完全看到前房角深部细节，以致误判前房角宽度分级，惹下了大祸。Scheie前房角宽度分级是严格的，是青光眼的基本数据，青光眼的临床诊断治疗、科学研究和统计调查根本离不开这一前房角镜检查数据。Goldmann前房角镜的误判结果，医生和病人无法知道，所以，认为Goldmann前房角镜的检查结果都是正确的，错误的和正确的结果就这样掺杂在一起，完全混淆了人们的视听，医疗器械的检查数据不准确是不能应用的。华而不实，花瓶器械只有淘汰，以谢天下。

　　角膜黄色反射征，对眼科医生来说，是太陌生了。临床医学现在有大量的外国精密仪器，没有一个器械可以为眼科早期诊断眼球铁质沉着病服务。眼球铁质沉着病是眼科医生最头痛的令人害怕的眼睛的杀手。如果不能早期将其查出，就失掉早期摘除眼内铁质异物的手术时机，眼球铁质沉着无时无刻不在增加，非置患眼于死地不可。眼球铁质沉着病由于没有早期诊断的方法，天天上演眼科学的惨不忍睹的悲剧。眼科学对这一死题（无法解决这一悲剧）大伤脑筋。盼星星，盼月亮，终于在1972年盼来了角膜黄色反射征的问世。按说，应当大力推广，让全世界不再上演角膜黄色反射征发现之前那样的悲剧，然而，角膜黄色反射征发现公开发表41年之后，世界眼科没有采用角膜黄色反射征。特别要指出的是，Goldmann前房角镜本身由于设计缺陷不具备检查角膜黄色反射征的能力，又不声明其缺乏检查角膜黄色反射征的功能，使病人受害，有悖于人道主义。笔者发表了几十篇论文包括在日本《临床眼科杂志》（1981—1982）发表3篇，正式出版了水前房角镜学系列著作11本书，付出了45年的时光（1970—2015），承蒙百名教授、百名伯乐和2000名在临床第一线使用水前房角镜的精英们的指导和帮助，笔者向世界卫生组织、世界眼科学会、中华医学会、中国医师协会、中华眼科学会、世界各大学眼科以及各界人士呼吁对根治世界前房角镜危机给予支持和指导。

五十八、你想要什么？不是我，大自然
要求水前房角镜世界普及

"你写得好勤啊，超过1年了，有这么大的瘾来写博客，说吧，你想要什么？"哪里是我想要什么，不是我，耄耋之年，夫复何求。是大自然，大自然要求在中国，在世界推广普及水前房角镜。"这一项为世界相关病人做的大好事，根治世界前房角镜危机的工作进展太慢，似这样懒洋洋地拖下去，何年何月才能见效？让你研究，搞了45年才终于算是提出了方案，直到1970年才反应过来拾起了密码，耽误了12年之久，这前前后后一共是57年，贻误战机，很不应该啊。"大自然说得对。大自然关怀我们是有目共睹，其恩赐的大米白面、阳光、空气和水，谁能离得开呢？但是，人类的翅膀硬了，对大自然的话，就可听可不听了。

"你那个水前房角镜，压根就没有看得起，竟然有2000人使用，也就不错了，还想怎么的？"看不起水前房角镜是普遍现象，因为人们不了解它的身世。人们怀疑水前房角镜是黄树春打着大自然的旗号，说是大自然的鬼斧神工，其实就是黄树春自己搞的，这个障眼法是很容易被识破的。听起来这种说法是非常合理的，不过，谢谢大家抬举我，我真没有这个本事，确实是大自然的鬼斧神工，没有骗人。光说没用，我拿出证据来。

这个证据有两个作用。一是防止外国人说水前房角镜是他搞的。二是给不相信的人们提供铁证，人间没有任何人能造出来。现在临床使用的是469-Ⅰ型水前房角镜，在这个前房角镜里只能看到一个前房角镜像（a像）与传统的前房角镜像是一致的，并不能看见b像。只有在链霉素瓶式水前房角镜才能看到a像和b像。这个b项像可是一项了不起的世界第一。前房角镜史上从来没有这个b像。它是悬于水面的一个前房角全圆周的缩影。我没有对b像的产生做任何的工作，没有对b像的形成施加任何的影响。它是天然产生的。由此可知，水前房角镜完全是非人力所为，百分之百是大自然所赐。我不能贪天之功，窃取大自然的原创，算我的发明是没错，但是，一定要把真实情况说清楚。这一说清楚却引起了误会，以为是我卖关子，其实，不说也行，但是，我做不到，为什么？因为不会说谎，没有办法。

　　"经你这么一说，明白了，那么，角膜黄色反射征是怎么回事？"角膜黄色反射征是暗藏在水前房角镜的肚子里，没有任何人知道，包括我在内，完全是大自然的创造。《西游记》中能熄灭火焰山的烈火的那只芭蕉扇就藏在铁扇公主的肚子里，这是吴承恩的创作。根据这一神话故事的情节是不可能预知水前房角镜肚子里有一个角膜黄色反射征的。不管怎么看也看不出角膜黄色反射征的蛛丝马迹。连看都看不见，如何谈人力所为？信不信？大家一想就清楚了。水前房角镜和角膜黄色反射征是响当当的国宝，它们能起到的作用，Goldmann前房角镜起不到。把Goldmann前房角镜请下来，把水前房角镜放上去，是最合理的了。

五十九、大自然是科学之父

　　大自然是科学之父，这是老生常谈，也还值得说一说。水前房角镜学从哪里来的？来自大自然。为什么一开始看不起它？因为太土了。"顺手拿个瓶子就能检查前房角，开什么国际玩笑"，对科学也太不尊重了。大家都在报上看见了"光脚"院士的风采了。光脚既不影响院士的工作，也不有碍观瞻，反而赢得了群众的赞誉和尊敬。世道变了，人们看不起豪华奢侈，看得起"光脚"院士，这是什么精神？这是一种可贵的精神。这种淳朴的民风值得发扬，值得珍惜。拿这种淳朴的眼光来看水前房角镜和角膜黄色反射征，只看你有没有用处，你的正能量有多大？你是"武松打虎"还是"绣花骗子"？"武松打虎"伸张正义，"绣花骗子"就蒙混过关。为什么是绣花呢？绣了23朵花，现在因为第10本书出版又增加了1朵，成24朵了。这里指的是24项世界第一，公然印在书的封面的天头上。就凭欢迎"光脚"院士的双双慧眼，哪还有看不出真假的可能？大自然发出来的馅饼肯定是好吃的，尝一下，问题就迎刃而解了。大自然是科学之父，果然名不虚传，不是骗子，24项世界第一是45年的时光炼出来的。水前房角镜是真朋友，就要交这样的朋友。喝水要喝长流水，用镜要用水前房角镜，没错，能看准"光脚"院士的双双慧眼是不会看错眼的。

　　水前房角镜和角膜黄色反射征既然不是人造的，是大自然的原版，那就比人造的珍贵多了。不要看水前房角镜和角膜黄色反射征没有什么打扮，它们可是真人不露相，能耐大着呢。他们凭着对眼科学的重大贡献，凭着世界上绝无仅有的超前新技术成为前房角镜的技术学术学霸，掌管世界前房角镜领域新时代是理所当然的。当今世界，有大自然原版的科学技术执牛耳的能有几个？人在福中不知福，得到了大自然的原版还不知道，以为是没有用处的东西不屑一顾，犯了一个低级错误。

就在40分钟前，在新浪新闻、搜狐新闻、网易新闻、凤凰网看到了京东商城的《水前房角镜在全世界眼科使用的必要性》一书（红色封面）的广告，就在林建华任北大校长新闻页面上。另外，在中华网军事的天头也有京东商城的横幅广告，其中排在首位的是这本书的红色封面的图像。如果想一睹芳容，不妨立即查看一下，看看广告的风采，谢谢大家。

六十、春联一副贺世界眼科：辞去旧镜搁得漫　换上水镜黄色征　横批是科学大吉

2015年春节是全世界眼科大喜的日子，迎来了大自然规划的根治世界前房角镜危机的部署，其代表方案即黄树春著《根治世界前房角镜危机非水前房角镜莫属》（辽宁科学技术出版社，2015）一书。一副春联表达了中国眼科作者对世界眼科的祝贺。上联中，旧镜指Goldmann前房角镜，它是世界前房角镜危机的祸首。戈德曼是Goldmann的常用中文译音，现在改成"搁得漫"，是说它引起的世界前房角镜危机搁置得太久了，路漫漫兮77年未受到处理，是谓搁得漫。下联中，水镜即水前房角镜，黄色征即角膜黄色反射征。

水前房角镜和角膜黄色反射征是主办这次大自然规划的根治世界前房角镜危机的部署的主角。在这里特别要说明的是，水前房角镜和角膜黄色反射征都是大自然的原版。大自然把水前房角镜划定为第一系统（检查前房角）和第二系统（检查角膜黄色反射征），全世界的前房角镜凡是没有经过大自然划定的都没有检查角膜黄色反射征的能力，因此，都在淘汰之列。大自然以最高的超前技术解决世界前房角镜危机的做法值得我们引以为鉴。

六十一、中国眼科学与世界眼科学

中国眼科学是从外国学来的。在上一个世纪，凡是世界眼科学好的东西都实行拿来主义，不论哪个国家，兼收并蓄，中国眼科医生的学习能力和工作能力是第一流的。不论条件多么艰苦，如何困难重重，为了中国人的眼睛的健康，保护视力，预防眼病，做出了卓越的贡献。现在，中国眼科学已经身经百战，成为世界眼科学的一支劲旅，与世界各国并驾齐驱。外国知道的，中国全知道，外国能做的，中国全能做，这是主流，但是，也有一个缺点，就是：外国不知道的，中国也不知道，外国不能做的，中国也不能做。这就是说，中国眼科学还没有摆脱被动的科学局面，还没有切实掌握向科学进军的主动权。今天，全国的形势特好，反腐工作正在为中华民族伟大复兴清扫道路。2014年中国工程院院士王小谟研制的预警机荣膺9项世界第一，超前美国。王小谟院士的成功使其项目能在世界同项目中执牛耳，是中国科学的光荣，长中国的志气。王小谟院士做到的，我们中国眼科医生也应当能做到。

水前房角镜学发起的根治世界前房角镜危机的工作，解决了Goldmann前房角镜运行77年的世界前房角镜危机的缺陷，它对世界眼科学的误导很大，坑害了眼科医生和相关病人，给世界眼科学蒙上了77年的尘埃，损害了世界眼科学的名誉。

要把Goldmann前房角镜撤下来，理由非常充分，一点也不含糊。一个Goldmann前房角镜只能检查前房角，不能检查眼球铁质沉着病的角膜黄色反射征。这是1972年以前的世界标准，到了1972年10月28日中国眼科医生黄树春发现了水前房角镜下的眼球铁质沉着病的角膜黄色反射征，1972年以前的只能检查前房角的世界旧标准即已失效，代之而起的前房角镜的世界新标准已经成为：能检查前房角同时又能检查眼球铁质沉着病的角膜黄色反射征。角膜黄色反射征是世界上唯一能早期诊断眼球铁质沉着病的超前技术，它与水前房角镜结合成一体，就把水前房角镜提高到世界上所有的前房角镜望尘莫及的顶级的位置，一个水前房角镜学这个分支学科的建立硬是把世界眼科学的内涵提到了精而又精的超前科学的高度。撤下了一个有缺陷的Goldmann前房角镜，没有任何损失，反而，增强了世界眼科学的战斗力，不费吹灰之力而利世界，何乐而不为？告别一个连累世界眼科学快速发展的Goldmann前房角镜，选用一个给前房角镜领域插上翅膀使其立马进入3016年的工作状态的水前房角镜，提速100年，何乐而不为？新陈代谢是世界生命的基本规律，医疗器械的生命力在于精确，Goldmann前房角镜不精不确，落后于水前房角镜100年，世界上万象更新，Goldmann前房角镜去了，水前房角镜来了，合乎天理，顺乎人情，一念正确，造福世界，何乐而不为？

六十二、Goldmann前房角镜给世界眼科学捅开一个漏诊大洞

Goldmann前房角镜从1938年问世以来，一帆风顺，扶摇直上，成为世界前房角镜首席，掌管世界前房角镜检查领域大权，顺之则昌，逆之则亡。凡是与Goldmann前房角镜不同的文章，顶级杂志则不予发表。Goldmann前房角镜把世界眼科医生都给Goldmann化了。"酒不醉人人自醉"，如果眼科医生的科学水平高于Goldmann的水平，就不能上当受骗，就不能接受Goldmann化，可见，缺什么不能缺科学。不搞科学化，Goldmann化就乘虚而入了。

世界眼科学素以严谨、精确而闻名于世，这77年（1938—2015）世界眼科学受尽了Goldmann前房角镜的窝囊气，被它耍了个溜溜转，在Goldmann前房角镜的欺骗下迷迷糊糊度过了77年，若非水前房角镜学第10本书黄树春著《根治世界前房角镜危机非水前房角镜莫属》向世界眼科学进言，后果不堪设想。

水前房角镜学以水前房角镜和角膜黄色反射征拨开迷雾，让阳光照亮沉睡77年（1938—2015）的世界眼科学的前房角镜检查领域，揭开世界前房角镜危机的盖子，用事实证据说话，破除Goldmann化，建立科学化的新的超前的前房角镜检查领域，迎接根治世界前房角镜危机消除后的春天。

Goldmann前房角镜由于先天设计缺陷，1938年一问世就不能检查角膜黄色反射征，直到1972年水前房角镜发现角膜黄色反射征，在这段时间里因为科学水平低，Goldmann前房角镜不具备检查角膜黄色反射征的能力，无可厚非，但是，到了1974年角膜黄色反射征公开发表至2015年这41年里，世界眼科学不采用角膜黄色反射征就使世界前房角镜危机的性质变恶。在这41年中，完全可以采用角膜黄色反射征补上Goldmann前房角镜捅开的对眼球铁质沉着病的早期病例漏诊的大洞，使前房角镜检查领域取得安全

保障，避免将本不该失明的早期眼球铁质沉着病因Goldmann前房角镜的设计能力缺陷而造成的冤案悲剧照旧天天上演，这是非常令人遗憾的事情。

水前房角镜和角膜黄色反射征就是一块补丁，专门用来补世界眼科学的漏洞，这恐怕不是都能理解的。这块补丁不是一般的补丁，一般的补丁的作用还是原地不动，这个水前房角镜学和角膜黄色反射征的一块补丁打上以后，就把旧的传统的检查前房角领域变成了新的超前的水前房角镜时代。这个新的水前房角镜时代的特点是在2016年就做上了3016年的工作。世界眼科学的其他分支学科仍然在做2016年的工作，只有检查前房角领域独自做着3016年的工作。这就是这块补丁补上之后给世界眼科学献上的一份大礼。这份大礼送的是100年的光阴，你有多少钱也是买不来的。光阴只能用光阴来产生，那么，这100年光阴是怎样换取的呢？是笔者用45年自己的光阴换来的。只要世界眼科学采用了水前房镜和角膜黄色反射征，世界眼科医生和相关病人分享到了这100年的幸福和快乐，那么，赚到的无数的100年，必将使笔者的精神年龄返还到40岁，这就是大自然赐予我的最高奖赏。

六十三、曾经沧海难为水

"曾经沧海难为水"，大家都相信。一个眼科医生，如果他曾经侧重于为青光眼病人服务，那么，他这一生眼科生涯就几乎每天都离不开Goldmann前房角镜了。一辈子都用的是Goldmann前房角镜，他的大脑里已经深深地打上了烙印，这个烙印是难以消除的。几十年的经验使他自然而然地认为，只有Goldmann前房角镜是世界上最好的前房角镜，天下无敌。所以，不是天经地义，也是天经地义，撼山易，撼Goldmann前房角镜难。这充分印证了"曾经沧海难为水"千真万确。但是，不是只有"曾经沧海难为水"，还有"除却巫山不是云"。世界上的事情是复杂的，如果只有"曾经沧海难为水"，没有"除却巫山不是云"，那就失去了平衡，失去了互相制约，就要发生偏差。世界眼科学使用Goldmann前房角镜77年，当然是"曾经沧海难为水"但是，不要忘记，"难为水"的"难"，只不过是难而已，它并不是"不为水"。既然你离不开沧海，那就是说你还得为水。既然还得为水，怎么办？很好办，不是还有"除却巫山不是云"吗？世界上人外有人，天外有天，并不是只有一个Goldmann前房角镜，现在，不是还有毛遂自荐的一个水前房角镜吗？这个水前房角镜不是可以配得上那个Goldmann前房角镜，而是，一个天上，一个地上，没法比，当然，胜利者是水前房角镜。

择其善者而从之，再简单不过了，时间紧迫，当决即决，旧的不去，新的不来，没有什么可惜的，可惜的是：世界眼科学损失了77年的时间，亡羊补牢，重新开始，一个角膜黄色反射征就能把世界眼科学的前房角镜检查领域一下子就送进3016年，赢来100年，往者已矣，向前看，前进就是硬道理。

Goldmann前房角镜因为它先天设计缺陷，绝对不能检查角膜黄色反射征，在水前房角镜和角膜黄色反射征的面前失败了，这是大自然科学的胜利，是公平的，没有人欺负它，它不冤枉。在彻底解决世界前房角镜危机之后，就不再提它了。

六十四、水前房角镜学只给人方便不给人烦恼

　　水前房角镜学是一门科学，是一门水的科学。一只水前房角镜凭什么能正式出版11本书？为什么能提出"根治世界前房角镜危机非水前房角镜莫属"？为什么一定要全世界的眼科都使用水前房角镜？为什么要把世界各国已经使用77年的Goldmann前房角镜拿下台？为什么没有商量的余地？是谁赋予你这么大的权力？你有什么资格说一不二？你能给世界眼科带来什么好处？为什么不用水前房角镜就不行？不用水前房角镜难道天会塌下来吗？我一看就是不地道，像个卖大力丸的，怎么这样不靠谱？你搅和什么？本来挺好的，你一来就搅和得乱了套了。问题不少，但是，很正常，一个新生事物不碰到种种问题倒是不正常的。

　　不怕问题多，就怕没有问题。从1938年到2015年，77年，有谁向Goldmann前房角镜提出过真正的问题吗？只有一个不管用的什么动态检查法，不能解决该镜的误判前房角宽度分级问题，再也没有提出过什么问题。不提出问题并不是没有问题，与之相反，Goldmann前房角镜不仅仅是判定前房角宽度分级有错误，而且，最为严重的是它不能检查角膜黄色反射征，这是一个致命的问题。现在已经不是1938年，现在是2015年，1972年水前房角镜就发现了角膜黄色反射征，此征一问世就把前房角镜的功能提高到能检查眼球铁沉着病的角膜黄色反射征的水平。这角膜黄色反射征可是世界眼科10万眼科医生100年多年（1907—2015）没有能够发现角膜黄色反射征，这是铁的事实，可见，就这一问题来说，技术是没有进步的，是落后的。水前房角镜于1972年发现了角膜黄色反射征，是科学进步。对科学落后一言不发，反而，对水前房角镜和角膜黄色反射征的科学发现一大堆意见，科学进步有什么不靠谱的？科学发现惹着谁了？科学发现就事论事有何不可？水前房角镜和角膜黄色反射征是人间未有之物，起码在这谁

也发现不了100年是这样，那么，这个谁也发现不了的100年，它在哪里？1972年以前，角膜黄色反射征在哪里？它在大自然的手中。这就是说，它在天上。因此，没有角膜黄色反射征是地上的水平，而有角膜黄色反射征是天上的水平，这毫无夸张，事实确是如此。为什么水前房角镜和角膜黄色反射征能给世界眼科医生都申报了生命预支卡？为什么水前房角镜和角膜黄色反射征能立即把世界眼科的前房角镜检查领域的工作立即引入3016年，就是这个缘故。你说的是3016年，莫不是打错了字吧？差了整整100年啊！打字没有错误，就是向大自然预支了100年嘛。100年是小意思了，水前房角镜学只有这么微小的力量，力不从心，还清大家笑纳，谢谢大家。

六十五、《根治世界前房角镜危机非水前房角镜莫属》是一份顶级情报

这本书《根治世界前房角镜危机非水前房角镜莫属》（辽宁科学技术出版社，2015）是水前房角镜学系列著作第10本书，是一份眼科顶级情报。它提出的世界前房角镜危机是眼科史上第一次，面对世界10万眼科医生，破天荒第一次告诉他们现代世界眼科学从1938年Goldmann前房角镜面世就已经出现了世界前房角镜危机，不过，只是不知道罢了。不知道世界前房角镜危机的存在，说明眼科医生当时科学水平不高，认识能力低，只是看到该镜另立门户，独创间接式、反射型前房角镜，误以为它是最好的前房角镜，以致世界各国眼科都使用该镜，无一例外。本书揭开了1938—2015为期77年的秘密运行的世界前房角镜危机。Goldmann前房角镜是世界前房角镜危机的祸首，该镜的判定前房角宽度分级误差和先天设计缺陷而不具备检查早期诊断眼球铁质沉着病的角膜黄色反射征的功能，贻误该病的早期诊断，使之失去尽早手术摘除眼内异物的宝贵时机，陷入无辜的失明的深渊。尤其在眼球铁质沉着病在水前房角镜下的角膜黄色反射征1972年发现，1974年公开发表之后的41年中（1974—2015）不采用角膜黄色反射征这一世界唯一的早期诊断眼球铁质沉着病的超前方法，致使眼球铁质沉着病继续蒙冤，天天上演无辜失明的眼科悲剧，受害者是全世界有600多万只眼睛，完全无视角膜黄色反射征这一拯救眼球铁质沉着病救命早期诊断武器的早已存在41年，多么骇人听闻，这种世界前房角镜危机的表现有悖于人道主义。

或许认为军事情报才重要，区区医学科技情报没有什么了不起的，一份重要的医学科技情报可以救人于生死之间，所以要看具体内容，不要随意否定，误了大事。

这份情报不只是提出了问题，而且奉上了根治的对策，一包到底，一条龙服务，可见作者考虑周密，提供了安全稳妥可靠的措施，是难得的一本立竿见影的急救手册，希望不要辜负作者的诚意，良好的祝愿。

六十六、一份顶级情报会扑灭延续77年的世界前房角镜危机大火

　　黄树春著《根治世界前房角镜危机非水前房角镜莫属》（辽宁科学技术出版社，2015）是一份医学科技情报。难得的情报。一份能扑灭世界前房角镜危机77年燃烧不止的大火是何等重要，怎么要写一本书？黄花菜岂不凉了？是啊，一场大火燃烧了77年，黄花菜岂有不凉之理。世界前房角镜危机存在了77年，难道就没有人看见吗？没人看得见。原来这是Goldmann前房角镜自1938年问世以来就因其先天设计缺陷而引起世界前房角镜危机，秘密地运行。难道真的就没有人知道吗？确实是没有人知道，10万眼科医生就没有人知道如此严重的问题。难道你也不知道吗？是的，我是10万眼科医生的一员，我当然也不知道，只是因为我搞了一门眼科学分支学科——水前房角镜学，不建立这门分支学科我永远都不会知道还有什么世界前房角镜危机的存在。

　　世界前房角镜危机（1938—2015）给世界眼科学蒙尘77年，败坏了世界眼科学的声誉，使不该失明的眼睛失去了抢救的时机，蒙冤无辜地瞎掉了，罪过啊！世界前房角镜危机与人道主义背道而驰，一个专门救治眼病的世界眼科学这段可悲可叹的不光荣的历史教训是应当自重，不能忘记。

　　既然世界前房角镜危机现在仍然继续运行着，那么，应当立即悬崖勒马，采纳水前房角镜和角膜黄色反射征，这样就能立即制止世界前房角镜危机的继续肆虐，还给病人安全的保障和使世界眼科学永葆进步的青春。

　　为什么小博要写上请中外记者看看，因为世界前房角镜危机确实到了最危险的时候，不采取断然措施，不知道要无辜地瞎掉多少可怜的眼睛。我在这里向伟大的新闻工作者请求拿出你们的笔救一救全世界那些面临陷入失明深渊的相关的病人吧。这是全世界的公益事业，不是中国一个国家的事情，所以，我在小博写

的是中外记者。医学是没有国界的，中国一向尽最大的努力支援外国的卫生事业，中国援外医疗队就是我们的榜样。我若不是因为健康的原因一定申请参加中国援外医疗队，可惜，这个美好的愿望是不能实现了。谢谢大家。

六十七、黄树春著《根治世界前房角镜危机非水前房角镜莫属》这份情报应当插上鸡毛

这本书《根治世界前房角镜危机非水前房角镜莫属》（辽宁科学技术出版社，2015）是对全世界10万眼科医生的紧急呼吁，不是"刀下留人"那么人命关天，因为相关病人不至于死亡，但是，"镜下留眼"，人家虽然是不幸有了眼球铁质沉着病，本来不该瞎的眼睛，还有保存有用视力的机会的宝贵眼睛经过Golmann前房角镜100%的漏诊只有失明的一条死路，多么令人触目惊心，谁忍得住在现代世界眼科学竟会发生这样的事情。看一场《卖花姑娘》电影，哭声一片。这若是拍成电影，难道还有人不落泪吗？看《三国》掉眼泪，那是替古人担忧，时至今日，在现代世界眼科学还在上演着"世界前房角镜危机的如此这般的眼科悲剧"多么悲哀，多么痛苦，这不是谎话，这是事实，铁证如山。笔者对此表述以及11本水前房角镜系列著作的阐述文责自负。《根治世界前房角镜危机非水前房角镜莫属》一书就是针对已经秘密存在77年的世界前房角镜危机，不是针对任何人的。笔者相信，自己的关于根治世界前房角镜危机的著述完全是为世界眼科10万医生和相关病人做一件好事，认为是所做之事皆在一个医生的职责之内，如此而已。请大家按鸡毛信来看待这一鸡毛信，谢谢大家。

六十八、插上鸡毛是什么意思

昨天，2015年3月11日，发表了一篇小博，题目是"这份情报——黄树春著《根治世界前房角镜危机非水前房角镜莫属》应当插上鸡毛"忘了交代插鸡毛的来历。原来这《鸡毛信》是一部经典老电影，1954年上映。导演石挥，编剧张俊祥，主演蔡元元、舒适、程之。鸡毛信是抗日战争时期华北地区军民创造的一种特殊邮件。需要火速传递的公文、信件就插上鸡毛作为标志让送信人和收信人明确它们的紧急性和重要性。（引自百度文库）

笔者的想法是要想尽快完成根治世界前房角镜危机的任务，必须加快让世界眼科10万医生知道这一严重事件的信息，如果插上3根鸡毛让媒体和10万眼科医生都知道根治世界前房角镜危机是一件中国眼科为全世界的眼科医生和相关病人做的特大好事，挽救这些病人无辜失明，那么，互联网若是再插上3支鸡毛，就会像一位明星生子一样，一夜之间传遍世界，则世界十万眼科医生幸甚，世界相关病人幸甚，世界眼科学幸甚，互联网的奇迹也必将流芳于世，永垂千古。谢谢大家。

六十九、中国人能有这么大的本事吗

"中国人，就凭中国人，能有这么大的本事吗？"这种想法，不足为奇，干的活儿不多的人自然以为中国人不行，因为他，外国人，没有亲身体会，他干不出成绩来，也以为别人也一定干不出来。

中国工程院院士王小谟经过50年的努力，荣膺9项世界第一研制成功预警机，超过美国。你看，咱中国人的本事大不大？

现在该说笔者的水前房角镜学的24项世界第一了。这24项世界第一不是一朝一夕取得的。从1970年到2015年做了45年，由水前房角镜学系列著作第10本书黄树春著《根治世界前房角镜危机非水前房角镜莫属》（辽宁科学技术出版社，2015）的出版将23项世界第一更新为24项世界第一，在本书封面的天头上印上了第24项世界第一。"你怎么老讲世界第一？"笔者的水前房角镜学是一门科学，搞了45年，出来24项世界第一是很平常的事情。

笔者说这些，是因为我们国家需要讲科学的真话，在科学上，世界第一越多越好。不能因为脸皮太薄，不好意思讲自己的东西而影响了国家的科学发展。试想，如果爱面子，出来一个世界第一就赶快藏起来，腋起来，包起来，那会怎么样？说世界第一，没有什么丢脸的。你的世界第一是真的，早晚水落石出，不用害怕。你的世界第一是假的，也要拿出证据来，没有证据不行，空口无凭。科学就要实事求是，真的就拿出来，假的就免了，就这么简单。

《根治世界前房角镜危机非水前房角镜莫属》这本书封面上的书名是18个大字，有3个关键词。第一个关键词根治，根治本来是一般的词，用在了此处，根治世界前房角镜危机，母以子贵，根治就成了尊贵的关键词。第二个关键词是世界前房角镜危机，世界上72亿人，谁提出了世界前房角镜危机？没有，所以是一项世界第一。第三个关键词是水前房角镜学，荣膺24项世界第一。

这本书，只看封面就知道中国人的本事大着呢。

七十、水前房角镜第一系统标新立异 第二系统天下无敌

水前房角镜发明于1970年，那时Goldmann前房角镜已经存在了32年，居第一位，Koeppe前房角镜居第二位，水前房角镜挤进世界前房角镜领域，只能是第三位了。要论前房角镜的类型，Koeppe前房角镜是第一类型，直接式、折射型；Goldmann前房角镜是第二类型，间接式、反射型；水前房角镜是第三类型。

在1970年普遍认为，前房角镜有了Koeppe和Goldmann的两个类型，是已经到了顶了，不可能再有什么发展了。水前房角镜这个第三类型以其超前的，已有的两个类型前房角镜都做不到的优点，如无痛、不需要表麻、检查结果精确等吸引了2 000人使用，这个铁的事实是无法否认的。

到了1972年10月28日角膜黄色反射征之父——一个地地道道的中国工人，眼球铁质沉着病患者，男，汉族，来空军大连医院眼科门诊，把角膜黄色反射征直接送给了笔者，这个水前房角镜就再也不是池中之物了，它真地飞起来了。仅仅有水前房角镜的第一系统是难以施展水前房角镜的抱负的。有了水前房角镜的第二系统，水前房角镜就能够超凡脱群，提升到主宰世界前房角镜的命运和前途的绝对权威的地位，只能由它执牛耳，没有商量的余地。

不用水前房角镜第二系统，世界前房角镜危机就没有办法拯救，世界眼科学就没有可能甩掉世界前房角镜危机这个缠得紧紧的顽疾，害科学、害病人、害医生的闹剧何时结束？

不说第二系统的神奇，就说一说很简单的道理。水前房角镜有了第二系统（角膜黄色反射征），Goldmann前房角镜没有拿到角膜黄色反射征，这就是说，前者得到1分，后者得到0分，1：0，前者胜。水前房角镜与Goldmann前房角镜的对抗赛无论赛到哪里，永远都是1：0，水前房角镜胜。可别小看这个1：0，中国足

球队奋斗几十年，不就是要拿到1∶0吗？今天水前房角镜拿到了1∶0，这意味着什么？这意味着公平。1∶0意味着什么？它意味着请Goldmann前房角镜下台，让水前房角镜上台。"人间正道是沧桑"。

七十一、世界前房角镜领域绝处逢生

世界前房角镜，从1914年Salzmann首创他的前房角镜，1919年Koeppe改进了Salzmann前房角镜，使前房角镜有了很大的进步，实用，检查结果准确，受到了好评，由1919年到1938年Goldmann前房角镜问世，世界各国用的全是Koeppe前房角镜。1938年Goldmann前房角镜另立门户，发明间接式反射型前房角镜，风靡一时，世界各国相继使用，Koeppe前房角镜日渐衰落，用户日少。Goldmann前房角镜受宠，以为它是标准的前房角镜，只有人说它好，没有人看到它阴暗的另一面。

Goldmann前房角镜从1938年首创以来就因设计缺陷致其不能对高虹膜末卷眼球完全查清前房角深部细节，导致误判前房角宽度分级错误，这一错判就连当时Goldmann本人也不知道。世界眼科的任何一位医生也同样不知道竟然会有这样的事情。

尤其是，1972年水前房角镜发现了眼球铁质沉着病在水前房角镜下的角膜黄色反射征，此征是专门早期诊断眼球铁质沉着病的世界上唯一的有效方法。世界眼科等了100多年也没有找到角膜黄色反射征，世界眼科倾其全力也发现不了这一救眼命的前房角镜体征。为什么同是前房角镜，水前房角镜能发现角膜黄色反射征，Goldmann前房角镜就不能发现角膜黄色反射征呢？原来水前房角镜是吃水的，而Goldmann前房角镜是不吃水的，所以，它不能检查出来角膜黄色反射征。人不吃水不行，机器不吃水也不行。这不是开玩笑，在这里专门讲这两种前房角镜，这就是真的，不是开玩笑。角膜黄色反射征是靠光-组织化学反应来实现其搜捕早期眼球铁质沉着病的功能，可是，Goldmann前房角镜，不吃水，它就不能发生光-组织化学反应，因此，它就因为不吃水而失去了这一极为关键的检查角膜黄色反射征的功能。须知，同样都是前房角镜，人家能检查角膜黄色反射征，你不能检查角膜黄色反射征，你，自然就是一个废品，人家既能检查前房角又能检查角膜黄色反射征，你只能检查前房角而且还有误判前房角宽度分级的错误，你想想，谁还能用你？你把人坑苦了，你干扰了青光眼的诊断、治疗、手术、统计、普查和科研。你不能检查角膜黄色反射征，本来眼球铁质沉着病只要早期发现，尽早手术，是能够保留有用视力的，但是，因为Goldmann前房角镜的漏诊，这只应当能及时抢救保住视力的眼睛就无辜地陷入了失明的深渊。这样的眼科悲剧已经上演了百多年了，我们不能见死不救，这样的世界前房角镜危机与人道主义背道而驰。

看了这篇文章不必担忧，黄树春著《根治世界前房角镜危机非水前房角镜莫属》（辽宁科学技术出版社，2015）就是解救世界前房角镜危机的金玉良策，药到病除。只要使用水前房角镜取代Goldmann前房角镜，立即解除世界前房角镜危机，还我世界前房角镜领域的春天。

七十二、向《中华眼科杂志》投稿

短评

不制止世界前房角镜危机世界眼科永无光明

黄树春

世界前房角镜危机是世界眼科学中一件不可轻视的危害世界眼科学的危险事件。它动摇了世界眼科学的根基，它违背了世界眼科学的服务宗旨，它损害了世界眼科学服务对象的利益，它使世界眼科学蒙尘77年，它一条鱼腥了一锅汤，再不立即解决，世界眼科学还能有什么好名声吗？在过去，你只要说看眼睛，人们就会告诉你到同仁医院，这就叫名声。名声是无价之宝。一个为病人服务的科学要有关云长刮骨疗毒铲掉自身顽疾的勇气，维护本门科学的荣誉，珍惜自己的声誉，不要自毁长城。

若说世界前房角镜危机是什么难以判明的案子，那倒是需要费些时日，情有可原，可是世界前房角镜危机，只要搞清楚一个证据就可以结案了。甲方水前房角镜，他能检查出角膜黄色反射征，此征是早期诊断眼球铁质沉着病的唯一方法，解救了该病因无此征早期诊断而致无辜失明的眼科悲剧，挽救了该病眼保住了有用的视力，对世界眼科学是巨大的贡献。乙方Goldmann前房角镜，因先天设计缺陷不能检查出角膜黄色反射征，致使眼球铁质沉着病的早期病例被Goldmann前房角镜检查一例就漏诊一例。害得眼球铁质沉着病早期病例失掉早期手术时机，而无辜失明。Goldmann前房角镜不能检查出角膜黄色反射征，尽人皆知。只要搞清楚角膜黄色反射征及其功能是真实的，就可以定案了。

角膜黄色反射征的证据，一查黄树春著《根治世界前房角镜危机非水前房角镜莫属》（辽宁科学技术出版社，2015）所附参考文献国内外几十篇论文立见分晓。至于人证请中国医科大学夏德昭教授、山西省眼科医院沙洛院长作证。他们1982年莅临水前房角镜和角膜黄色反射征鉴定会。由于同是前房角镜，甲方有角膜黄色反射征，乙方没有检查角膜黄色反射征的能力即没有角膜黄色反射征，甲方的意见是正确的。这就是结论。2015年3月18日9：14发gudaoyx@163.com待消息。

七十三、向国际眼科杂志投稿

世界前房角镜危机要尽早解决世界之大
谁知一天会瞎几只眼睛

黄树春　原空军大连医院眼科

　　眼球铁质沉着病虽然没有青光眼发病率那么高，但是也是在临床上比较常见的病。即使大工业防护完善，但是个体劳动、家务劳动、一些小修操作很容易造成小铁屑崩入眼内，引发眼球铁质沉着病，在Goldmann前房角镜不能检查角膜黄色反射征而漏诊的情况下，耽误了本病的早期诊断，错过了尽早手术摘出异物的时机，致使本病应当保住有用视力的前景成为泡影。水前房角镜发现了角膜黄色反射征，用水前房角镜能检查出角膜黄色反射征，有角膜黄色反射征阳性的眼球就一定是（一点儿也不含糊）眼球铁质沉着病，这样一来，水前房角镜就解决了世界眼科百年来盼望已久不能解决的问题。水前房角镜挽救了眼球铁质沉着病的无辜失明，对世界眼科做出了巨大的贡献。

　　Goldmann前房角镜不能检查出角膜黄色反射征，致病人无辜失明，为世界眼科抹黑77年（1938—2015），败坏了世界眼科的名声。这就是世界前房角镜危机的主要内容。

　　世界前房角镜危机从Goldmann前房角镜1938年问世开始就出现了，谁也不知道，Goldmann本人并不知道，一直秘密地运行，直到1972年水前房角镜发现了角膜黄色反射征才知道Goldmann前房角镜没有检查角膜黄色反射征的功能，原来，它是一个有缺陷的仪器。人们不理解，外国人百多年来都没有发现的角膜黄色反射征，为什么被一个中国眼科医生给发现出来？不可思议。没有什么不可思议的。今非昔比，今天的中国科学技术能解决世界各国不能解决的问题，水前房角镜是专门解决世界前房角镜危机的唯一法宝。没有第二条道路能解决世界前房角镜危机。

全世界眼科医生面临的迫切任务是立即用水前房角镜取代Goldmann前房角镜，根治世界前房角镜危机，中国已经有2000人使用水前房角镜，立即需要全国普及，因为这是全世界各国必须要实行的，没有商量的余地。黄树春著《根治世界前房角镜危机非水前房角镜莫属》（辽宁科学技术出版社，2015）已经出版，这是一本根治世界前房角镜危机的指南。

目前，有很多工作要跟上，如举办水前房角镜学师资培训班、置备必读书籍（水前房角镜系列著作11本书，可以选购）、器械等，全国每一个医院都要参加整治世界前房角镜危机的工作，所以，需要有关领导机构给予支持和帮助。这是世界性的公益事情，先把国内工作做好，外国人一看就明白了。2015年3月20日11：38，发gudaoyx@163.com待消息。

七十四、对待根治世界前房角镜危机要有天下胸怀

世界前房角镜危机在新浪博客提出已经1年多了。拙作《根治世界前房角镜危机非水前房角镜莫属》（辽宁科学技术出版社，2015）已经出版。关于这本书作者是诚心诚意使出浑身的解数来劝说全世界眼科医生立即停止使用Goldmann前房角镜，启用水前房角镜，全世界一用水前房角镜则世界前房角镜危机立即撤出世界前房角镜领域，也就是说，达到了根治世界前房角镜危机的目的。

所谓世界前房角镜危机就是Goldmann前房角镜掌控了世界前房角镜领域，它若是一个先进的器械，那是眼科医生和病人之福，遗憾的是，它是一个有缺陷的产品，它在世界前房角镜领域任期长达77年，这77年它使世界眼科学蒙上了耻辱的尘埃，给医生带来了遗憾，给相关病人造成了灾难。没有水前房角镜和角膜黄色反射征，世界前房角镜危机不知要悄悄地秘密运行多少年，也许永远不会为人所知。这是多么可怕的事情。多么骇人听闻，真是这个样子吗？当然是，千真万确。世界眼科10万医生从来就没有任何一个人能发现角膜黄反色反射征。为什么10万人都不行，就你行？我也不行，由1948年到1970年这22年作为一个眼科医生我就没有发现角膜黄色反射征，到了1970年我已经40岁了才发明水前房角镜，在角膜黄色反射征之父把角膜黄色反射征送给我之前，关于角膜黄色反射征是一无所知。

水前房角镜和角膜黄色反射征的发明和发现纯粹是机遇问题。至于机遇，你不抓住这一瞬间，稍纵即逝，时不再来。机会跑掉了，不可能与你打招呼，怎么会知道亡羊补牢呢。

发明了一个水前房角镜，发现了一个角膜黄色反射征，就能改变世界前房角镜领域的现状，就能根治潜存77年的世界前角镜危机，10万人没有捞到这个千载难逢的机遇，看来，若是我错过

这唯一的机遇，那么，今后的事情就没法说了。

　　若是全世界眼科医生都看在这一机遇来之不易的份儿上，能看一下拙作《根治世界前房角镜危机非水前房角镜莫属》（辽宁科学技术出版社，2015），我就心满意足了。对了，这里提到一个"心"字，我才想起来，原来我想要说的话是：对待根治世界前房角镜危机，要有天下胸怀，否则，一事无成。

七十五、世界前房角镜危机的基本问题是Goldmann前房角镜远远落后时代的发展

　　世界前房角镜危机的基本问题是什么？因为这个世界前房角镜危机，100多年来，是第一次被提到改造世界眼科学的议事日程上来，所以，不明白的大有人在。其实，很简单，就是Goldmann前房角镜1938年问世以来一直待在原地，不向前走一步，而时代在不停地前进，科学在不停地发展，从1938年到2015年经历了77年，过去了3/4个世纪，世界的变化太大了，科学的进步太大了。变化到什么程度呢？就拿水前房角镜来说，和Goldmann前房角镜一样都是前房角镜，都是检查前房角的器械，可是Goldmann前房角镜生于1938年，它只能有第一系统，第一系统就只能检查前房角，不能干别的事；而水前房角镜生于1970年，它不仅有第一系统能检查前房角，与Goldmann前房角镜一样，而且，还有第二系统，能检查角膜黄色反射征。这个水前房角镜第二系统的天下独一无二的角膜黄色反射征是专门为搜索追捕早期眼球铁质沉着病的侦查手段，世界上除了水前房角镜，任何一个器械都没有这一功能。这是水前房角镜第二系统的天职第一绝招。

　　同是前房角镜，Goldmann前房角镜没有检查角膜黄色反射征的第二系统，就失去了竞争力，人家水前房角镜不仅有第一系统而且又有第二系统，这就没法比了。人家是骑着马挎着枪有两个系统，你Goldmann前房角镜只是骑着马，没有跨着枪，你没有第二系统，不管请谁评判，Goldmann前房角镜是输定了。现在是聘任制，不是世袭制，世界眼科不聘你是正确的。

　　水前房角镜的第二系统是当今前房角镜的绝技，它是看得见的、摸得着的，世界眼科没有它就无法搜捕到早期眼球铁质沉着病。Goldmann前房角镜没有第二系统，漏诊早期眼球铁质沉着

病，77年导致600多万只眼睛无辜失明，给世界眼科学造成了道德危机和技术危机。

水前房角镜的第二系统是前房角镜之魂，它是前房角镜的生命力所在，世界前房角镜有第二系统则兴，无第二系统则亡。

七十六、世界前房角镜危机不止　堂堂医生变成市井小人

世界前房角镜危机给世界眼科学带来了不仅是技术危机，而且是道德危机。一个临床医学科学，世界眼科学无疑是人类眼睛的保护神。由于错用了Goldmann前房角镜已经给世界眼科学蒙尘77年（1938—2015）之久。1970年发明水前房角镜，1972年发现了角膜黄色反射征。水前房角镜和角膜黄色反射征是科学技术突飞猛进时代的产物，它们占尽了天时、地利和人和，是这个时代的宠儿，是这个时代的天之骄子，是这个时代的骄傲。

角膜黄色反射征的发现揭开了世界前房角镜领域的隐藏77年的世界前房角镜危机。如果没有角膜黄色反射征的发现，世界眼科学风平浪静，没有什么麻烦，但是，危机潜伏得越长，危害也就越来越多，越来越大。根据目前的研究，角膜黄色反射征若不被发现，那么，世界前房角镜危机不会暴露，相关病人遭殃不知会拖延到何年何月，说不定永远不见天日，实在后怕啊！要想发现角膜黄色反射征，必须要有水前房角镜，其他任何一个前房角镜都没有可能发现角膜黄色反射征。角膜黄色反射征作为水前房角镜的第二系统，它并不是另立系统，而是水前房角镜的一体两系统，两个系统集水前房角镜于一体。水前房角镜是角膜黄色反射征的第一道密码，所以，如果不发明水前房角镜，那就断了角膜黄色反射征的根源。即使有了水前房角镜，有了第一道密码，还得过第二道密码这个关。这第二道密码谁也不知道，笔者虽然发明了水前房角镜，掌握了第一道密码，但是，万万没有想到，还有第二道密码。因为不知道这个底细，立即把水前房角镜公开了，让同道们看个够。水前房角镜投入临床使用后2年4个月即1972年10月28日发现了角膜黄色反射征。是那一天，角膜黄色反射征之父，一位中国工人，男，眼球铁质沉着病患者来空军大连医院眼科门诊，是他，在世界上第一次把他的角膜黄色反射征送

给了我。它就是角膜黄色反射征之父，他为医学的发展做出了巨大的贡献。

世界前房角镜危机的盖子被揭开，不是单纯的技术力量，而是一篇大公无私的凯歌。关于角膜黄色反射征之父的事迹，我不止讲过一次，我希望都能看到角膜黄色反射征之父的伟大贡献，他使无数的眼睛免于失明。如果我们不把世界前房角镜危机治理好，在道义的力量面前，我们就会由堂堂的医生成为市井小人，我们对不起这位角膜黄色反射征之父。

七十七、"大水冲了龙王庙"——致眼外伤医生

讲的是世界前房角镜危机，与大水冲了龙王庙有何关系？原来有不少专门搞眼外伤的眼科医生，大医院都设眼外伤科，却没有几个人知道这世界前房角镜危机和眼外伤科有着至为密切的关系。以为你只管讲你的水前房角镜，和我有什么关系。我又不是搞青光眼的，世界前房角镜危机对青光眼医生是火烧眉毛，离我这个眼外伤医生可是风马牛不相及，八竿子也打不着啊。其实，这是一个误解。为什么这篇小博要取"大水冲了龙王庙"为题？那是要说"一家人不认识一家人"。

眼外伤学有不少情况要借助于前房角镜检查。对眼前部外伤，前房角镜能帮上不少的忙。前房角损伤，总得用上前房角镜吧。前房角后退不用前房角镜检查不行吧？至于说眼球铁质沉着病更是离不开前房角镜了。"前房角镜能与眼球铁质沉着病发生至为密切的关系，这简直是白日做梦，说的是梦话，你爱怎么说就怎么说，反正，世界上不会有这样的事情。"世界之大，无奇不有。这样的事情就发生在中国。不要以为外国人会讲故事，其实，中国人讲的比外国人讲的更加神奇。本来，千真万确，全是真的，讲的却能让听的人认为是根本不可能的事情，看来，这讲的故事是从古至今未曾发生过的事情，所以，人们说它存在，它就是骗人的，人们说它不存在就是不会存在的。

角膜黄色反射征是发生在眼球铁质沉着病的眼球上。一个眼球铁质沉着病的中晚期病例，不要说是一个眼科医生，就是一个小学生也能看出来这眼睛是长锈了，满眼是黄褐色的铁锈，到了这个时候，是没有救了。这是人们能够看到的中晚期病例的临床表现，这是一个方面，另一方面，谁也看不见的一面，是非常可怕的一面。在眼球被崩进小的铁屑之后，由于异物进入眼内的速度快，反应轻微，眼睛不舒服，流了眼泪，以为是眯了眼，并不

知到有异物进入眼内。用Goldmann前房角镜—裂隙灯生物显微镜检查，连伤口也查不到，什么受伤的痕迹也查不到，甚至做了X射线拍片，也是看不到异物。这样，就漏诊了。等到病人发现视力下降，已经晚了，失去了尽早手术的时机，爱莫能助，这是由于Goldmann前房角镜漏诊导致无辜失明的眼科悲剧。对此悲剧眼科医生束手无策。

对早期诊断眼球铁质沉着病，全世界眼科医生都没有办法。既然有时连X射线拍片也查不出来异物，为什么不允许Goldmann前房角镜也查不出来呢？这不是太不公平了吗？是啊，在1972年以前，全世界的前房角镜哪个也查不出来早期眼球铁质沉着病，所以，在1972年以前，是不能指责Goldmann前房角镜的。但是，时间是前进的，科学是发展的，就在1972年水前房角镜就发现了角膜黄色反射征，1974年角膜黄色反射征公开发表。角膜黄色反射征能查出来早期眼球铁质沉着病，开创了早期诊断眼球铁质沉着病的新纪元。特别要强调的是，水前房角镜的角膜黄色反射征是世界上独一无二的，普天之下只此一家。角膜黄色反射征的出现才知道，原来Goldmann前房角镜和世界上所有的前房角镜都绝对没有早期诊断眼球铁质沉着病的能力，也就是说，它们一概不能查出角膜黄色反射征。

由于世界眼科不采用水前房角镜的角膜黄色反射征，已经任职77年的Goldmann前房角镜不承认自己不能检查出角膜黄色反射征，世界眼科不声明Goldmann没有能力检查出角膜黄色反射征，致使角膜黄色反射征不能发挥其挽救眼球铁质沉着病的无辜失明，悲剧继续上演41年（1974年角膜黄色反射征公开发表至2015年）。

2015年水前房角镜学系列著作第10本书——黄树春著《根治世界前房角镜危机非水前房角镜莫属》（辽宁科学技术出版社，2015）在全世界首次提出了根治世界前房角镜危机，揭开了盖子，并建议以水前房角镜取代Goldmann前房角镜，这是根治世界前房角镜危机的唯一方法。

　　角膜黄色反射征是眼球铁质沉着病在水前房角镜下，前房角的角膜光学切面和角膜内圆顶呈现黄色（+），橘黄色（++），橘红色（+++）。正常眼在水前房角镜下是不会出现角膜黄色反射征阳性，其角膜光学切面和角膜内圆顶为正常颜色，角膜黄色反射征为阴性。角膜黄色反射征，是可逆的，无害，撤下水前房角镜，则一切恢复原来状态。

七十八、将心比心，你心中那杆秤就好用

题目说的是"将心比心，你心里那杆秤就好用"，除了这个意思，那就是说：不将心比心，你心里那杆秤就不好用。是这样吧？是的，没有错。水前房角镜和角膜黄色反射征在2015年成了全世界的一条大新闻。对待这一条关于世界前房角镜危机的新闻，怎么办？是按照黄树春著《根治世界前房角镜危机非前房角镜莫属》（辽宁科学技术出版社，2015）提出的根治方案付诸实行呢？还是不采用这一方案？

现在，这本书已经正式出版了，它面对世界10万名眼科医生，提了一条意见，它认为，应当立即以水前房角镜取代Goldmann前房角镜，根治世界前房角镜危机，不如此，就没有其他办法。这个意见有人赞成，也一定会有人不赞成。

为什么赞成？无非是角膜黄色反射征确有铁证，人证、物证俱在，无法推翻。1979年在成都召开的全国第二届眼科学大会上，水前房角镜和角膜黄色反射征的报告，在台上收到了500名代表的掌声，《中华眼科杂志》在1980年发表了这篇论文。1981—1982年在日本《临床眼科杂志》发表了角膜黄色反射征3篇论文。这本日本《临床眼科杂志》享有国际盛誉，在我国各大学附属医院和三甲医院眼科没有不订阅的。这3篇论文受到日本眼科学界的重视，我国著名眼科专家中国医科大学第一附属医院眼科主任夏德昭教授访日，被团团围住。夏德昭教授1982年参加了水前房角镜和角膜黄色反射征的鉴定会。山西省眼科医院沙洛院长在1982年水前房角镜和角膜黄色反射征鉴定会上，主持会议将水前房角镜和角膜黄色反射征的病例让大家都能看得清楚，并且看到了水前房角镜能检查出角膜黄色反射征，而Goldmann前房角镜竟然不能检查出角膜黄色反射征的对比结果。沙洛院长著《前房角镜检查图谱》（山西人民出版社，1981）是我国第一部前房角镜图谱，全部图像都是沙洛院长亲手所绘，图文并茂。图

谱是在1981年出版，在此图谱中专门设一节引进了水前房角镜检查法。在我国共有8部眼科专著引进水前房角镜和角膜黄色反射征，此图谱是首次引进水前房角镜学。白求恩医科大学第二附属医院眼科黄秀贞主任医师主编《临床前房角图谱》（人民卫生出版社，2010）是黄秀贞主编《前房角图谱》（吉林科学技术出版社，1922）一书的再版。这本书受到海内外眼科的盛赞，被日本前眼科学会会长三岛济一教授誉为第一流的工作。这本图谱成为我国各大学附属医院眼科教学必备的参考书。值得一提的是，一面离不开这本图谱，爱不释手，另一方面又说水前房角镜方法不好。岂不知水前房角镜如果真的方法不好，如何能拍出如此精美，栩栩如生的世界第一流的临床前房角图谱呢？主编黄秀贞在书中指出，图谱是用改良的瓶型前房角镜拍摄的。水前房角镜在1982年以前曾用名为瓶型前房角镜。黄秀贞主任医师在图谱正文最显眼的位置指出，角膜黄色反射征是黄树春发现的。他的图谱中就有角膜黄色反射征实例的彩照。在我的水前房角镜学第1本、第2本、第3本、第7本（英文版）中都有彩色前房角和角膜黄色反射征彩照。

既然水前房角镜和角膜黄色反射征无法推翻，怎么办？在心里想要否定它，但是，又拿不出证据，奈何。不要烦恼，"我这心中一大块，左推右推推不开。"这是必须解决的问题，没有办法逃避，怎么办？谁的心中没有一杆秤？能救你脱离苦海的就是你心中的这杆秤。这杆秤是你的良知，你的这杆秤是一个公平秤，是你的最高级的胜利秤，又不失败之秤。谢谢大家。

七十九、黄树春著《根治世界前房角镜危机非水前房角镜莫属》荣获两颗星

2015年4月2日我在新浪博客发表了黄树春著《根治世界前房角镜危机非水前房角镜莫属是天下评议》的小博，今天，2015年4月3日，就看到了中关村图书大厦出售拙作这本书的网页上顾客评分给了本书两颗星（最高为五颗星）。

刚刚说过本书是天下评议，这就来了一个两颗星的评分。看来顾客是赞同天下评议的，对这位顾客小博在此表示衷心感谢。

因为是天下之事，为拯救世界前房角镜危机，本书没有一己之私，别说是两颗星，就是只给一颗星，读者所赐，弥足珍贵。既然给了两颗星，小博就谈谈这两颗星。

第一颗星：这本书是世界前房角镜危机的救星

这本专论，是世界前房角镜危机的唯一救星。都知道世界经济危机厉害，谁也当不了它的救星，更不要说做唯一救星了。世界前房角镜危机对世界眼科也挺厉害，但是，能有这么一个唯一的救星真是万幸了。世界前房角镜危机是不治之症，幸亏有了水前房角镜和角膜黄色反射征，这一45年研究实践的成果是大自然给Goldmann的世界前房角镜危机设下的天敌，Goldmann前房角镜的世界危机为大自然所不允许。

本书为世界前房角镜危机的受害者——眼科医生和相关病人安排了尽善尽美的救治方法，使他们彻底摆脱危机的损害。至于Goldmann前房角镜虽然不追究其法律责任，但是，受到人道主义和良心的谴责是不能开脱的。

根治世界前房角镜危机靠的是科学。科学就是大自然的规律。水前房角镜和角膜黄色反射征是彻底清除世界前房角镜危机不可抗拒的力量，是正宗的科学纯洁性的保卫者，铲除违章，维护正义。水前房角镜学作为眼科学的一门分支学科，有必要有义务发挥自己的专

长，为世界眼科的长足发展做出最应当做的贡献。"良药苦口利于病，忠言逆耳利于行。"这本书直来直去，揭短，批评，是真诚的爱，爱什么？爱病人，爱同道，爱世界眼科，爱科学。这本书不是说到最后才拿出治理危机的方案，在本书的封面上，书名已经说明了一切。

第二颗星：这本书是献给世界眼科的锦囊妙计

本书是世界眼科医生急需的一本书。世界前房角镜危机因Goldmann前房角镜而起，从1938年Goldmann前房角镜一问世先天设计缺陷就埋下了危机。到了2015年使用该镜已经77年，全世界各国都在使用该镜，谁也不知道Goldmann前房角镜引起的世界前房角镜危机已经到了非治理不可的这一步。再不治理世界前房角镜危机就会拖住世界眼科前进的步伐，使其蒙尘于世，直接有害于世界相关病人，为科学和人道主义所不容。

这本书是在治理世界前房角镜危机的关键时刻挺身而出，把治理世界前房角镜危机的形势和任务原原本本地告诉了全世界的眼科医生。眼科医生一声不吭使用Goldmann前房角镜77年，一直将其奉为权威，根本不会想到它竟然成了世界前房角镜危机的祸首。77年过去，该镜辜负了眼科医生的信任，欺骗了医生和病人，给世界眼科造成了无法弥补的损失和遗憾。

全世界眼科医生10万人，为什么就不能发现Goldmann前房角镜的危机？这就是偏信则暗，不做调查研究，以盲目自信代替实事求是，"不识庐山真面目，只缘身在此山中。"一天天用着Goldmann前房角镜，从来不想一想它的性能是否合乎规范，与其他类型前房角镜比较一下，77年沧海桑田，Goldmann前房角镜的权威是10万眼科医生捧起来的，Goldmann前房角镜成为世界前房角镜危机祸首也是10万眼科医生对其失于管理失于监察而惯坏了的。

溺爱出逆子。世界前房角镜危机既害了医生也害了病人，现在，亡羊补牢未为晚也。其实，教训是惨痛的，医学不允许疏忽，医生的天职不允许疏忽。医学更不允许文过饰非。不要采取不承认的态度，事实俱在，并不追究法律责任，但是，世界前房角镜危机有悖于人道主义的做法是要受到道义和良心的谴责的。

八十、黄树春著《根治世界前房角镜危机非水前房角镜莫属》的三原则

本书辽宁科学技术出版社2015年1月出版发行。

这本书的三原则不能不讲。这三原则是科学、有理、实用。

1. **科学** 这本书不是散文集，它是科学专著。它是为相关病人和相关医生服务的，它是为世界眼科学服务的。它发动全世界眼科医生根治世界前房角镜危机，除掉世界前房角镜危机的根源——Goldmann前房角镜，使用中国水前房角镜作为世界前房角镜领域的规范化器械，破除世界前房角镜领域旧世界，建立科学超前的新世界。水前房角镜学的系列著作11本书、世界第一化的水前房角镜和角膜黄色反射征，全都百分之百地把它们的正能量投入了这部书，是向世界前房角镜危机进行根治工作的檄文，是解决世界前房角镜危机的策略，是改造世界前房角镜领域，使之成为科学超前的美好的一个模范。

本书三原则，居首位的是科学。任何其他的不是科学的东西，都是不能说服人的。就说好感吧，一个用了几十年的心爱的笔，爬过数不清的格子，一定要放下它，实在是舍不得啊，但是，当你看到敲打键盘，敲出来的成果时，没有办法，只得把这只久经爬格的笔放下。

Goldmann前房角镜，用了77年，但是，它不是那支笔，它有错误，这些错误是先天设计缺陷造成的。这个设计缺陷就是科学问题。以1938年的水平，只能设计出它这样的残次品，设计不出来高的合格的产品，这是典型的科学问题。对待由于科学问题引发的世界前房角镜危机，最合理的对策就是以高的科学水平设计出新的超前的中国水前房角镜取而代之，只有中国这一条路，别无良策。世界眼科学只有采纳中国水前房角镜和角膜黄色反射征代表的最先进、最超前、具有第二系统的大自然恩赐的独一无二的专为解决世界前房角镜危机而来到人间的大自然规律化身，才能安全地、完美

地甩掉世界前房角镜危机的纠缠，保住美好的前程。

由此看来，世界眼科学虽然遭受了77年的不幸的蒙尘之难，可是，病树前头万木春，世界眼科学纠正了美中不足，塞翁失马，焉知非福。

2. **有理**　能解决问题的最基本的出发点是讲理。像遗传学鼻祖孟德尔被埋没事件中那个权威，以为"你孟德尔一个小小的修道院长算什么，种了几颗豌豆算什么，我说不行就不行。我有势力，学术界我说了算。"孟德尔，他什么也没有，只有种了8年豌豆得出的公式，也就是遗传学定律，人家一脚就把他踏在埋没的深渊了。孟德尔他上哪里讲理去。

今天，水前房角镜学，对待Goldmann前房角镜的世界前房角镜危机不能不讲理。问题的焦点在于Goldmann前房角镜没有角膜黄色反射征，水前房角镜有角膜黄色反射征。有角膜黄色反射征就能早期诊断眼球铁质沉着病，没有角膜黄色反射征就不能早期诊断眼球铁质沉着病。

现在，两种前房角镜友谊对抗赛的结果公布于下：

Goldmann前房角镜　　水前房角镜

　　　0分　　　　　　　　1分

水前房角镜胜。

这说明，水前房角镜是讲理的。这里，用铁的事实说话，有理走遍天下，请Goldmann前房角镜下台。

3. **实用**　如果这本书是忽悠人的，下笔千言，空穴来风，一个字也不能兑现，不必删去，立此为照，兴师问罪即可。再说一句：水前房角镜和角膜黄色反射征的实用性无可非议。

八十一、黄树春著《根治世界前房角镜危机非水前房角镜莫属》评分是36 500颗星

随着这本书的上市，对本书的评分必然引起关注。读者虽然不一定亲手去打分，但是，都要看一看，因此，这个评分影响太大了。因为是在网上书店看不到书的内容，所以，这一评分在相当的程度上会左右读者是否购买此书。

我为什么自己给拙作打了一个谁也想不到的评分？这个评分36 500颗星是怎么炮制出来的？我刚刚讲过本书的两颗星，一是本书是拯救世界前房角镜危机的救星，二是本书是根治世界前房角镜危机的锦囊妙计。其实，这两点并不是最重要的，只是等因奉此之类，并没有触及核心问题。

这本书的核心问题是什么？是它的作用和意义。水前房角镜学的超前是大家略有所闻的，但是，究竟超前到什么程度？未必知道。估计全世界眼科医生约有10万人，使用前房角镜者可能占1/3。也就是说，水前房角镜学给3万名眼科医生解决了一个很了不起的问题。一旦世界眼科学解决了世界前房角镜危机，水前房角镜成为世界各国眼科临床唯一的标准前房角镜，立即给这3万名眼科医生100年超前工作的实惠。人虽然没有直接增加寿命100年，但是，他们使用水前房角镜立即开始做上3016年水平的工作。他们人在2016年，工作却在3016年的水平，这是多少志士仁人梦寐以求而不能得到的。

"一寸光阴一寸金，寸金难买寸光阴"。水前房角镜学给世界眼科学送的这份大礼不单是水前房角镜和角膜黄色反射征，而且是100年的光阴。大家可以掂量一下，这份大礼的分量有多重。你就是把整个地球都卖了，也买不来这100年的光阴。

一年是365天，100年是36 500天。每天夜间都能看见满天星斗，一天就算看到一颗星，就已经是36 500颗星了。这就是按赢得100年光阴的贡献算出的36 500颗星的评分。

八十二、不信水前房角镜学这门科学，实质是不相信中国人的力量

不相信水前房角镜和角膜黄色反射征，一点也不奇怪。由于历史的原因中国饱受列强的侵略和欺凌，在科学上曾有过落后的时期。但是，风卷残云，乌云遮不住太阳，中华人民共和国成立后，中国人民奋发图强，自力更生，中国科学得到了空前的发展。外国有的中国有，外国没有的中国也有。水前房角镜学就是自创的临床医学眼科学的分支学科，但是，外国就没有这门科学。世界眼科前房角镜领域发生的潜藏77年（1938—2015）的世界前房角镜危机，不能自救，必须使用中国水前房角镜和角膜黄色反射征才能根治，这就是这个中国水前房角镜学为世界眼科学做出的卓越贡献。

没有理由鄙视水前房角镜学，水前房角镜和角膜黄色反射征拯救了世界眼科学前房角镜领域的病入膏肓的绝疾。世界前房角镜离不开水前房角镜学，它需要水前房角镜和角膜黄色反射征给它带来的超前的理念和世界第一的绝技。水前房角镜学无求于世界眼科学，只是全心全意地为世界眼科学做贡献，中国人的为人处世的伟大风格在水前房角镜学的所作所为上完全反映出来了。这样的好朋友上哪里去找？将心比心，扪心自问，鄙视中国水前房角镜学是没有道理的。

你看见水前房角镜如此神奇，中国人怎能如此神奇？中国人神奇不假，但笔者还差得多，只是虚心向外部世界学习。因为没有留洋的机会，只能看看外国文（英、日、俄）的资料，在国内向同道学习，向祖国的山川日月学习。高山鼓励我攀登，大川让我不能停止进步，太阳给我力量，月亮使我清心。作为一个人，白天不负太阳，夜晚不负月亮，就行了。笔者能拾起一只小瓶子把它创造发展成一门科学，为世界眼科学所用，秘密就在于此。

笔者使用水前房角镜，只用半瓶水，从来不用一瓶水，为

什么？因为"满招损，谦受益"，水灌满了瓶子增加了对眼球的压力，延长了光路会减低前房角全周的亮度，不利。凡事要有个度，这半瓶子水就是个度。其次，非常遗憾，笔者也是一个半瓶子水，所以，半瓶子晃荡，就办不成事。搞科研有成就，但是不会科研管理艺术，这么一支世界第一之花的水前房角镜学根治世界前房角镜危机的一场名剧，竟然不能一夜之间风靡世界，遗憾！若是笔者事先拿一个科学管理学位就好了。可是，时间不饶人啊，所以，要请大家共同做这一件有利世界医学科学的公益活动，不过笔者没有经费，大家都是个志愿者。

八十三、世界眼科学不文过饰非，科学发展志愿者如云

世界前房角镜危机77年，无人知晓，限于科学水平不高，无能为力，非有心不用力，而是无心自然无力，这是可以理解的，无可厚非。但是，自角膜黄色反射征公开发表之后41年来，世界眼科不采纳水前房角镜和角膜黄色反射征，就显得有点小气，不大气，不能兼收并蓄，从善如流。世界前房角镜危机秘密运行77年，虽然不是有意的，可是，在客观上对世界眼科学的损害使600多万的眼球铁质沉着病病人无辜失明（单眼）的冤案悲剧不停地发生，一经发现，就要立即采取断然措施，将危机的祸首Goldmann前房角镜撤下，用水前房角镜取而代之，这方是治学之道，一个科学工作者的本色，一个医生的天职和良知。

世界眼科学应以世界大局为重，高瞻远瞩，不论来自何方、何人，不论庙大庙小，一视同仁。只要是科学（不是迷信）、有理（不是胡闹）、实用（不是花瓶）加以善待，不可拒人于千里之外。像水前房角镜和角膜黄色反射征这样铁证如山的发明发现只要考察一下即可做出决定。

如果对Goldmann前房角镜的错误不惜文过饰非，那只能是伤了为世界眼科的科学发展服务的志愿者的心，志愿者如云的大好形势将不再来。

八十四、花45年时光为世界眼科换取百年光阴

　　水前房角镜学45年（1970—2015）出版了系列著作11本书，做了什么？就做了一件事：为世界眼科争取了100年光阴。为什么说是100年？因为全世界的眼科医生由1914年Salzmann第一个前房角镜开始到2014年恰好是整整100年，他们没有能发现眼球铁质沉着病在水前房角镜下的角膜黄色反射征（简称角膜黄色反射征）。水前房角镜在1972年发现角膜黄色反射征，本来水前房角镜在此时已经为Goldmann前房角镜做出了榜样，然而，Goldmann前房角镜却怎么也不能检查出角膜黄色反射征，没有办法，是它的先天设计缺陷，一开始就没有给它设计出检查角膜黄色反射征的性能，只能遗憾，没有补救的办法，于是，就成了永久的遗憾。

　　Goldmann前房角镜不能检查出角膜黄色反射征，若是不影响工作也还好说，这个角膜黄色反射征偏偏又是一个不可或缺的早期诊断眼球铁质沉着病的唯一的挽救失明的体征，这就使Goldmann前房角镜陷入了不能再工作的绝境，谁也爱莫能助。

　　水前房角镜发现角膜黄色反射征之前，眼球铁质沉着病大量漏诊，不会责备Goldmann前房角镜，这是当时科学水平不高的结果，但是，角膜黄色反射征发现之后就不同了，既然有了能早期诊断眼球铁质沉着病的绝技就不允许Goldmann前房角镜在位继续漏诊草菅眼命了。相关病人已经受够了Goldmann前房角镜没有检查角膜黄色反射征能力而漏诊无辜失明的灾难和痛苦，饱经灾难的相关病人不能再像过去那样白白瞎了眼睛，这就是水前房角镜学于2014年提出的根治世界前房角镜危机的理由。

　　在水前房角镜学解决世界前房角镜危机，铲除77年隐患，还我世界眼科学的清白的同时，自然而然地就完成了为世界眼科争取到了100年光阴的任务。笔者为中国眼科骄傲，她能为世界眼科做出如此的贡献。

八十五、角膜黄色反射征堂堂正正发表
在国内外文献上

角膜黄色反射征堂堂正正发表在国内外文献上，它不是手抄本。笔者的水前房角镜学系列著作11部书也都是正规国家出版社正式出版发行。现在，有必要作一简介，以正视听。

[1] 黄树春.眼球铁质沉着病在瓶型前房角镜下的角膜黄色反射[J].中华眼科杂志，1980，16：252-254.

[2] Huang Shu-chun.Yellow corneal reflex by hydrogonioscopy in siderosis bulbi[J].Japanese journal of clinic ophthalmology，1981，35（10）：1643-1649.

[3] Huang Shu-chun. Involvement of the crystalline lens in siderosis bulbi[J].Japanes journal of clinic ophthalmology，1981，35（12）：1811-1814.

[4] Huang Shu-chun. Yellow corneal reflex in hyphema and siderosis bulbi by hydrogonioscopy[J]. Japanese journal of clinic ophthalmology，1982，36（1）：33-38.

以上是笔者在国内外顶级杂志上发表的原著论文4篇。其他在国内发表的论文都属于原著，世界上根本没有这个东西，所以笔者的论文和水前房角镜学系列著作11部书都是原著。在黄树春著《根治世界前房角镜危机非水前房角镜莫属》一书的208～210页是参考文献，可以查阅，就不一一列举了。

角膜黄色反射征如果不是世界第一，怎敢称原著。原著不同于论著，有时一期杂志连一篇原著也没有，只有论著。人们不太知道什么是原著，以为论著就是原著，所以不尊重原著，而沾沾自喜于自己的论著。无知助长了骄傲。"你那个角膜黄色反射征算什么？我的论著不比你少。"如果不把原著限定为世界第一，那本省第一就会堂而皇之取代世界第一，世界第一为什么一钱不值？就是鱼目混珠，都是鱼目，哪里还有珠宝。

有些书店的年轻人，一看笔者有10部书，于是就把笔者给"提升"为主编，出于好心。若是老师傅，他会知道，编书和著书是不同的，不能混为一谈。希望尊重出版社的决定，书店不要让我当主编，实事求是，还是把我"降为著者"吧。谢谢。

八十六、世界前房角镜危机是瞎眼睛大事，岂能等闲视之

世界前房角镜危机关系到天天有病人眼睛无辜失明，这是一件天下大事，岂能等闲视之？生命对于一个人来说是世界上最大的事情。眼科因眼病失掉性命是罕见的，但是，失明却是眼科常见的问题。眼睛瞎了，天塌不了，对心灵的创伤却是亚死一等，岂能等闲视之。

世界前房角镜危机，讲的不是经济危机，若是经济危机，给几个钱就完事，为何成天写博文，建议，劝说，写文章，出书，好话说了三千六，还在喋喋不休。原来是误会了，不是经济危机，自然，钱是解决不了世界前房角镜危机的。

世界前房角镜危机已经存在了77年，现在揭开盖子已经一年多了。专门论述世界前房角镜危机的拙作《根治世界前房角镜危机非水前房角镜莫属》的新书（水前房角镜学系列著作第10部书）已经由辽宁科学技术出版社于2015年1月出版发行了。

此种危机事件对世界眼科来说，是破天荒第一次，所以，难免不理解。眼科医生10万人历经100年不能发现角膜黄色反射征，不能发现Goldmann前房角镜秘密的世界前房角镜危机的存在，77年（1938—2015）的漫长岁月里对Goldmann前房角镜奉若神明，各国眼科都在使用该镜。在如此的背景下，怎能接受水前房角镜的建议？无论如何也是想不通的。世界眼科10万人还不如你一个人？真是不可思议。其实，不可思议的太多了。当年，全世界有几十亿人，谁也没有能发明电灯，不还是爱迪生一个人发明了电灯吗？人家爱迪生有天赋，笔者只不过是偶然碰上了一个机遇，有什么值得一提的？

值得注意的不是什么人发现了什么，那已经过去了。现在最重要的问题是立即着手解决世界前房角镜危机，不能再天天无辜瞎眼睛了。

八十七、根治世界前房角镜危机是对医生医德的考验

一个眼科医生面对今天眼科学全部科学内容，要求全能，全都精通，全都会做，是不现实的。在一个基层医院眼科工作，要求"全眼科医生"也只能是相对的，万能牌医生是很难做到的。毋庸讳言，一个医生总是有弱点的。但是，有一个科目是必须过硬的，这就是医德。不管一个医生有多高有多大的本事，必须有好的医德，这是一个医生的命根子。

根治世界前房角镜危机，是拯救病人无辜失明的大事，通科学，通人心，通医德，通事业。通过做这件事全面地考验了一个医生的综合素质，特别是医德方面。没有医德就不能作医生。

解决世界前房角镜危机不再是技术问题。通过黄树春著《根治世界前房角镜危机非水前房角镜莫属》（辽宁科学技术出版社，2015）一书完全解决了Goldmann前房角镜引起的世界前房角镜危机的起源、表现、危害、根治的方法，保证安全、妥善处理交接的周密措施等问题，现在，缺欠的是认识的高度，需要认清形势，心明眼亮，主动做好这一利病人、利医生、利世界眼科的基本建设工程。

对这样一个超前的改革持什么态度，对病人，对医生，对世界眼科的根本利益，何去何从，是勇敢地站在科学方面，还是袖手旁观，不敢得罪Goldmann前房角镜的保护伞？大是大非面前，不支持办一件根治世界前房角镜危机的好事，你的肠子会悔青的，因为你是一个善良的人，要支持科学，不做人情的俘虏，一个医生的美德就在这里。

八十八、根治世界前房角镜危机：眼光高者得科学，眼光低者失科学

根治世界前房角镜危机是世界眼科77年（1938—2015）以来的大事，它的性质是科学问题。所谓科学问题就是先进与落后的问题。如何对待落后？以先进取代落后是科学发展的规律。为什么人们只见Goldmann前房角镜的优点，77年如一日，就是在2014年笔者提出根治世界前房角镜危机之后，仍然看不见该镜的致命的缺点，不自觉地做该镜的保护伞，阻碍根治世界前房角镜危机的工作。

问题的纠结在哪里？问题在于眼光太低。什么人眼光太低？外国人眼光太低，中国人为什么不低？因为，最后胜利属于中国，使世界眼科除掉隐患走上超前革新的康庄大道。

眼光低，科学水平低，把一个不合格的残次品Goldmann前房角镜当作最优秀的标准器械，犯的错误也属于低级错误。2014年1月水前房角镜学在新浪博客首次提出世界前房角镜危机，2015年1月辽宁科学技术出版社出版发行水前房角镜学第10部书拙作《根治世界前房角镜非水前房角镜莫属》。这本书的内容是讲明白了，应当能看明白，可是为什么还不明白？这就说明，眼光低者，看东西都是低的。水前房角镜和角膜黄色反射征，来自大自然的设计，与Goldmann前房角镜没法相比，水前房角镜一方是天的水平；Goldmann前房角镜一方是人的水平。如果人的水平确实高于天的水平，人也可以胜天，可惜，Goldmann是一个低眼光的人，他不知道他首创的Goldmann前房角镜的设计是不合格的，他当然也不知道他的镜子是不能检查出角膜黄色反射征的。

眼光高者能进步，把人家的东西看得恰如其分，优点和缺点都能看到。眼光低者不能进步，只能看到人家的缺点，凡是人家的东西那是没有优点的。非常可怕的是，凡是人家的东西都没有自家的好，全世界最好的东西是他自己的东西，这样，不仅毁

了他自己，也毁了科学。眼光低者只能看见他自己，就是眼中无人。眼光高者能看见全世界，能看见别人优点的人是科学的人，不可能不进步。眼光低者不能办成任何事情，眼光高者，有志者事竟成。对"萧何月下追韩信"这个历史故事，不涉及其他，仅就其故事本身来说，萧何的眼光是高的。所谓"成也萧何败也萧何"这个故事是其成。

水前房角镜和角膜黄色反射征不远几十万里，把中国眼科同道的最宝贵的东西送到全世界眼科医生的手中，这是非常珍贵的友谊，但愿天下的朋友理解它、爱惜它、使用它。

八十九、有什么样的思维就有什么样的科学结果

科学需要人从大自然那里取回来，向大自然学习，向大自然索取，这是获取科学必经之路。科学知识是从哪里来的？①是从老师那里学来的。②是从书本、文献学来的。③留学从海外买回来的。④自己想出来的。

其中①、②、③都是继承下来的，都是来自别人的，唯有④是你自己的。前3种不管是多么高的成就，那是前人的贡献，不是你的贡献，只有最后的一个④才是你自己的。不管你自己的成就是高是低，都是你对这个世界真正的贡献。

由此可知，你自己想的是如何的可贵。只有在前人的基础上不是简单地重复，而是有所增加，世界科学才能增加其数量和质量，才能有其更多的正能量。

"自己想出来的"，都能想对吗？不可能都想得对。想得不对的，岂不是要碰得头破血流吗？所以才要摸着石头过河嘛。失败是成功之母。不要只看到失败是成功之母的这一面，而且也要看到"有志者事竟成"的另一个方面。"有志者事竟成"是成功之父。

搞科研的思维的主导作用起着无可替代的作用。在缺少经费的条件下，水前房角镜学就是靠着思维的主导作用搞起来的。在优越的条件下，搞科研，就可以离开思维的主导作用吗？回答是否定的。即使你有敌国之富，只要你的思维不符合大自然规律，也会一事无成的。世界前房角镜危机为什么77年不能被10万眼科医生发现？就是世界眼科对Goldmann前房角镜的认识错误、判定错误，犯了一个低级的错误。以为该镜是一个先进的科学的前房角镜，是一个标准的、模范的前房角镜。信则不疑，不与其他前房角镜比较，缺乏监督考察，没有调查研究。偏听偏信，77年（1938—2015）不思改进，误认为该镜已经是前房角镜的顶峰，

已经发展到顶，再也没有发展的空间。科学技术的产品如果不能继续改进，就意味着坐以待毙，等待先进产品替代，Goldmann前房角镜就是一个典型的例子，77年一成不变，因为其引发的世界前房角镜危机而难辞其咎，是完全符合物竞天择的。

世界前房角镜危机是一个损害世界眼科学的科学素质的阻碍生产力发展的负能量，对此危机不能回避，一个医生的回避绕开了棘手的问题去享受个人的逍遥自在，回避了一个医生的天职，但是，相关病人怎样才能躲开此危机造成的无辜失明？在医疗上离开中国跑到外国就医的事并不是新闻，但是可怜的相关病人无论你跑到哪个国家，都一样，都不能解决问题，你这个病人需要的是中国的水前房角镜和角膜黄色反射征，只有世界各国采用了水前房角镜和角膜黄色反射征，根治了世界前房角镜危机才能像中国一样给你们这些病人分享中国水前房角镜学的绝技，救你们眼睛的命。

世界各国眼科学互相学习，取长补短，有着美好的历史。追溯过去，中国从无到有，向外国学习到很多东西，经过长时间锻炼，终于能够炼成水前房角镜学这样的中国特色的一门眼科学分支学科回馈世界各国眼科，这也是"有志者事竟成"吧。

九十、黄树春著《根治世界前房角镜危机非水前房角镜莫属》"门前清"

这本书门前清,中国人一看就明白,外国人知道的微乎其微。"和了一个门前清"。

打麻将和的人太高兴了。对本书来说,首先,这本书和了,和了是什么?是成功,是打赢了。这本书集中水前房角镜学的全部正能量向世界眼科的阴暗面——前房角镜领域的世界性危机发起毁灭性的进攻。将世界前房角镜的祸首Goldmann前房角镜潜藏秘密运行祸患的盖子揭开,把它的祸世界眼科,殃相关病人的真相公布于世,以达到济世界眼科,救无辜病人,澄清是非,治病救人的人道主义宗旨。

今天拿出来的武器不是什么机关枪、迫击炮,而是水前房角镜受命于天的独特的前房角镜的第二系统即角膜黄色反射征。为什么说是受命于天?因为全世界的任何研究院所、任何顶级工厂都没有办法打造出水前房角镜肚子里的第二系统(检查角膜黄色反射征),笔者也被关在门外,对第二系统毫无所知,直到角膜黄色反射征之父(一位眼球铁质沉着病患者,中国辽宁省工人,男性)把角膜黄色反射征亲自送给了我,才知道原来水前房角镜肚子里竟然还有如此鬼斧神工的法宝。在今天,前房角镜的技术标准已经不是过去的只有第一系统检查前房角就行了。今天的标准已经上调到不仅要有第一系统检查前房角,而且必须要有第二系统检查角膜黄色反射征,没有第二系统的前房角镜立即淘汰。

这一角膜黄色反射征就是前房镜的上岗证。角膜黄色反射征之所以战无不胜是因为其他任何前房角镜包括Goldmann前房角镜在内都没有这一神奇的角膜黄色反射征。这就决定了水前房角镜学发动的根治世界前房角镜危机的神圣的任务是必胜无疑的,世界前房角镜危机遇到了大自然规律的克制。

　　水前房角镜学的门前清意味着对内对外都是门前清。这里指的是原创，国内外都没有这个东西，所以，水前房角镜学才是原创，若是有一个人有这个东西，那水前房角镜学就是抄袭了。若是Goldmann前房角镜有角膜黄色反射征，那该镜就是非战无不胜莫属。

　　一方是Goldmann前房角镜没有角膜黄色反射征，一方是水前房角镜有角膜黄色反射征，以后者之矛刺前者之盾，这就是《根治世界前房角镜危机非水前房角镜莫属》一书的主要矛盾，后者必胜，一看便知。

九十一、现在最迫切的任务是一定要吃天上掉下来的馅饼

全世界的眼科医生现在面临的最迫切的任务是立即行动起来，根治世界前房角镜危机，其方案见黄树春著《根治世界前房角镜危机非水前房角镜莫属》一书。这本书是自有前房角镜史以来第一本为纠正世界前房角镜危机，彻底改造世界眼科前房角镜领域而作的策略、方案和指南。它是一个眼科医生写的，其实，他和达尔文、孟德尔都是先吃了天上掉下来的馅饼，再请大家吃他们的进化论、遗传学的定律和水前房角镜学的。

大家看到的达尔文的"弱肉强食，物竞天择，适者生存"正是他吃了天上掉下来的馅饼得来的。他曾经乘贝格尔号舰做了历时5年的环球航行，对植物和地质结构等进行了大量观察和采集，出版了《物种起源》。

大家看到的孟德尔的遗传学公式（遗传学定律）正是种了8年豌豆，大自然给他的馅饼，他请权威和学术界也尝一下天上掉下来的馅饼，不料被权威一脚就把他的遗传学定律给埋没了。

至于中国这个眼科医生更是步前者的后尘，从大自然发布的密码中吃饱了天上掉下来的馅饼，正式出版了水前房角镜学系列著作11本书，于是，才有今天宴请全世界眼科医生吃天上掉下来的馅饼的盛宴的机会。

既然已经知道世界前房角镜危机存在了77年，既然知道已经病入膏肓，不根治不行，怎么办？自然是，选择最好的方案进行根治。世界上只有一个方案，唯一的水前房角镜学的根治世界前房角镜危机的方案。必须用这个方案，没有选择的余地。看起来，世界眼科有点委屈，连个选择余地都没有。其实，不委屈，塞翁失马焉知非福，世界眼科使用的方案是天字号的，真的是天字号的，是大自然的大手笔，世界眼科不是吃了大亏，而是占了大便宜。

　　笔者没有能力来干对世界眼科有如此贡献的大好事，这不是谦虚，你看笔者可曾谦虚过？没有。对根治世界前房角镜危机的方案怎么会谦虚起来？笔者只讲大实话，虚头巴脑的话，没有。水前房角镜不是笔者设计的，原原本本是大自然的鬼斧神工。角膜黄色反射征更不是笔者设计的，它是大自然安排在水前房角镜肚子里的绝密武器。笔者写的水前房角镜学系列著作11本书只不过是如实传递大自然的本意，笔者只不过是一个诚心诚意但文笔笨拙的记录员而已。一个志愿的记录员恭请各位入席吃天上掉下来的馅饼，谢谢大家。

九十二、黄树春著《根治世界前房角镜危机非水前房角镜莫属》是天上掉下的馅饼

2015年1月由辽宁科学技术出版社出版发行的本书不是别的，正是天上掉下来的馅饼。

陈旧的观念，对天上掉下的馅饼认识肤浅，只是说一说，意思是没有那回事儿。其实，天上掉下的馅饼并不少，视而不见而已。难道说，达尔文的进化论不是天上掉下来的馅饼吗？孟德尔的遗传学定律不是天上掉下来的馅饼吗？从大自然是科学之父的观点来说，科学不从大自然那里来，从哪里来？无意中将天功据为己有，就不认为是天上掉下来的馅饼了，就变成了某记馅饼店的出品了。所以，谁曾见过天上掉下来的馅饼？没有见过。倒是见过不少的某记馅饼店的馅饼。是不是这个道理。其实，某记馅饼店生产的馅饼，极罕见的是真传，大多数是不怎么地道，渐渐失去本色，由天上来的味道蜕变为人间之普通馅饼，昔日的光辉不再。

水前房角镜和角膜黄色反射征，普天之下没有一位工程师能设计出来，看起来如此简单的结构，简单得不能再简单了。然而，水前房角镜和角膜黄色反射征却造就了世界前房角镜领域的一个新时代。角膜黄色反射征明明就藏在水前房角镜的肚子里，却普天之下没有任何人能看见它。

一个Goldmann前房角镜，有严重设计缺陷的残次品竟然连续77年赢得世界10万名眼科医生的青睐，奉若神明，该镜77年始终不能检查出角膜黄色反射征，这怎么可以，害了多少人啊。当《根治世界前房角镜危机非水前房角镜莫属》于2015年1月由辽宁科学技术出版社正式出版发行的时候，本来是千载难逢的一只天上掉下来的馅饼，对世界眼科济困扶危的大自然的特派员，人们静静地观望着。这与《大连晚报》首席编辑郝岩编写的《王大

花的革命生涯》电视剧相差悬殊。人们的心都跟着王大花走，跟着王大花跳动。中国的文学艺术工作远比科学技术工作好多了。科学技术的普及工作跟不上，对中国科学发展是不协调的。有一位老学者说过："板凳一坐十年冷"，岂止十年啊。

科技书籍很难上报纸、上电视，因为没有钱，这个年代不能上报纸、上电视，放在书店里有几个人去看？一本科技新书第一天上柜台就打50%折扣，以为越便宜越能卖出去。岂不知你越减价就越是卖不出去，恶性循环，饮鸩止渴。你这本书太便宜了，便宜没有好货，谁买呀。

据报道，在外国有一本最新的《内窥镜耳鼻喉科手术学》，价格很贵，两个中国留学生合伙买下，带回国，在国内首次开展这项技术，颇有建树。

不加强科普宣传，把"天上掉下来的馅饼"一级的难得好书烂在书店里，划不来的。

九十三、不能小视大自然特派员水前房角镜的无可替代作用

黄树春著《根治世界前房角镜危机非水前房角镜莫属》（辽宁科学技术出版社，2015）正在各家书店和网上书店的柜台上销售。最大的问题是人们并不知道这本书是一本眼科医生必读的书。要说是必读的书，那一定是有什么来头？没有来头的书，那是有读者选择自由的，否，这本书是没有选择的自由的。"这也太霸气了吧。"是霸气，不过，只要是知道了其中的原委，人们感觉不到什么霸气，是"周瑜打黄盖，愿打愿挨"。"果然如此？"，果然如此。这也说得太玄乎了吧？不玄乎。眼科医生的职责让它不能不看这本书。

原来是发生了世界前房角镜危机，不消除这一危机，天天会让人无辜地瞎眼睛，不是发生在个别地方，而是全世界各国概莫能免。这是多么可怕的事情，这是多么悲惨的灾难。不是每一个医生都能用上力气，现在就看眼科医生的了。作为一个眼科医生责无旁贷。眼科医生谁不想冲上去，扑灭这场世界前房角镜危机的烈火？

你两手空空，怎样灭火？来了，大自然的特派员到！这本书就是大自然的拯救世界前房角镜危机的策略和方案。非常细致、周到、安全，解决根治世界前房角镜危机问题立竿见影，用水前房角镜取代Goldmann前房角镜，立即根治成功，世界前房角镜领域的改造已经完成，世界前房角镜领域的春天立马就来到了世界眼科的面前。

让我们举起双手欢迎它吧。

九十四、分秒必争是为了世界眼科医生
多活百年

黄树春著《根治世界前房角镜危机非水前房角镜莫属》（辽宁科学技术出版社，2015）是中国眼科自有前房角镜史百年（1914—2014）以来第一次向世界眼科提出根治世界前房角镜危机。在世界眼科，没有任何一个国家的眼科医生知道世界前房角镜危机是什么概念，根本就不晓得还有世界前房角镜危机的存在，更不知晓世界前房角镜危机已经秘密地、悄悄地隐藏了77年（1938—2015），为什么从1938年算起？因为1938年是Goldmann前房角镜问世的日子，同时也是世界前房角镜危机开始的日子，这就是说，世界前房角镜危机的祸首不是别的，正是大名鼎鼎的Goldmann前房角镜。

既然世界前房角镜危机已经延续77年之久，你还着什么急？天天写博客，宣传根治世界前房角镜危机，唯恐天下无人知道，这是为什么？你的脑子有病吧？我的脑子倒是没有病，是世界眼科有病，病入膏肓，天天都有无辜病人客观上陷入失明的深渊。这个无辜失明不是有意的陷害，而是无人有意如此做的，是世界前房角镜危机的必然结果。不是犯罪，不是渎职，是可怜的无知造成的。为什么无知？是因为科学水平不高，所以，对世界前房角镜危机不追究法律责任，只是谴责其违背人道主义。对科学水平不高所致的世界前房角镜危机，只有用科学武装世界眼科才能得到最合理的根治。2015年1月辽宁科学技术出版社出版发行的拙作《根治世界前房角镜危机非水前房角镜莫属》一书是大自然特派员解决此危机的法宝。现在，人们不知道这本书关系到世界眼科的发展和命运，笔者虽然只是秉承大自然的美意如实地记下了本书的一区区记录员，但是，责任太大了。大自然想办的事情也并非那么容易。大自然发出的水前房角镜密码到了人间12年，无人问津，大自然大学才招收到笔者这样一个只会研究，不会推广的记录员，经过45年的努力，终于可以拿着天上掉下来的馅饼请全世界的眼科医生吃饭了。容易吗？看花容易绣花难，不容易。不管怎么说，水前房角镜作为大自然的特派员专程摆全世界的天上掉下的馅饼大宴，这对世界眼科来说，是未曾有过的喜庆之事。大自然并非专属中国，大自然属于全世界。中国是好客之邦，中国人这次设宴是偏了世界各国了（东北方言：抢先了，不好意思。）。下次贵国设宴，不会迟到。谢谢。

　　要说世界眼科医生多活百年，不是贵体多活百年，而是您的工作多干了百年，您2016年就干上了3016年的工作。这就是超前的百年，模范的百年。这就是您不拔一毛而利天下。有很多的人到了关键的时刻，想要再干一分钟的工作，这个一分钟要求都是达不到的，多么遗憾。"倘能假我以天年……"，既然确实已经不能满足这个要求，我们变通一下如何？

　　当您年轻力壮才华横溢的时候，接受笔者的建议，拿着水前房角镜学神奇的"生命预支卡"在2016年干上3016年的工作，您的"倘假我以天年"的最后愿望是早已完成了的，不再遗憾。

九十五、让病人无辜失明的深刻教训

世界前房角镜危机在世界眼科学史上隐藏了77年（1938—2015）实在是一件骇人听闻的不幸事件。世界眼科10万医生，几代人被蒙蔽，使世界眼科蒙尘77年，使600多万无辜病眼本不应当失明而失明，不要说是眼科医生，就是小学生也能分辨清楚，这是令人非常惋惜的事件。当前，《大连晚报》首席编辑郝岩编写的电视剧《王大花的革命生涯》正在上演，男女老少都在看。小学生说好，爱看。小学生的认识能力不比大人差。现在，在眼科学史上第一部揭发世界前房角镜危机，提出拯救危机的方案已经由辽宁科学技术出版社出版发行，摆在了各家书店和网上书店的柜台上。这本书让人们知道了占据眼科前房角镜领域77年的Goldmann前房角镜竟然是一个残次品，它不能检查出角膜黄色反射征，把早期眼球铁质沉着病100%的漏诊，以致使这些病人失去早期手术的时机，无辜地陷入了失明的深渊。

如此秘密的谁也不知道的眼病的超级秘密"杀手"，应不应当把它揭发出来？尽管揭发得太晚了，也比不揭发出来好吧？如此杀人眼睛的Goldmann前房角镜，该不该请它下台休息了？世界如此之大就没有一个不杀人眼睛，保护人的眼睛的前房角镜吗？大难当前，必有勇夫，这本书就什么也不怕，毛遂自荐，只有水前房角镜才能救世界前房角镜危机。这是何等的气概？把一个人放在世界眼科10万人前，在炉上烤，你的胆子也太大了吧？

"艺高人胆大"有这种说法。要说水前房角镜艺高，没有什么不对。它艺高到什么程度？这是人们难以想象的。说大话，也不敢说得太高，也怕没有后路没有法子下来。但是，水前房角镜的能耐却令人无法相信。水前房角镜根本不管你信不信，它肚子里有个秘密武器，能照射出早期眼球铁质沉着病，本来10万眼科医生无法做到该病的早期诊断，就这样像讲故事一样不费吹灰之力就把该病的早期诊断问题给轻易地解决了。

　　世界前房角镜危机由于当时科学水平的限制，不能发现它，让它延续77年之久，要汲取这一深刻的教训。由于没有把这一件大事，当成一件大事，没有很好地吸取这一教训，对科学进步的重视不够，才导致对世界前房角镜危机的拯救者——水前房角镜和角膜黄色反射征的极其重要的超前作用视而不见，阻碍了根治世界前房角镜危机工作的顺利进行。

　　人们啊，记住这一深刻的让病人眼睛失明的教训吧，要警惕啊，没有科学，眼睛难保视力。

九十六、根治世界前房角镜危机这本书：又见源头活水来

转载宋代朱熹《活水亭观书有感二首》其一

半亩方塘一鉴开，天光云影共徘徊。
问渠那得清如许，为有源头活水来。

读罢朱熹的诗，谈谈拙作。

昨天，2015年4月24日，笔者今年第一次在京东商城网上看见了拙作《根治世界前房角镜危机非水前房角镜莫属》（辽宁科学技术出版社，2015）这本新书的展示，一张书的封面大图堪称京东商城书籍的最大的图。内容介绍精辟，恰到好处。看到这样的介绍，眼科医生谁不想买上一本。说起水前房角镜学的系列著作，从2013年京东商城就陆续给以下的书在网上一些知名媒体刊登广告。刊登媒体有：新浪新闻、网易新闻、搜狐新闻、凤凰资讯等。

黄树春著《水前房角镜学手册》，辽宁科学技术出版社，2009.

黄树春著《水前房角镜学23项首创的精髓》，辽宁科学技术出版社，2010.

黄树春著《水前房角镜学23项世界第一（英文版）TWENTY-THREE WORLD'S FIRST OF HUANG'S HYDROGONIOSCOPIOLOGY，辽宁科学技术出版社，2012.

黄树春著《以水前房角镜学23项世界第一的名义呼吁全世界眼科前房角镜升级》，辽宁科学技术出版社，2012.

黄树春著《水前房角镜在全世界眼科使用的必要性》，辽宁科学技术出版社，2014.

今天，2015年4月25日，笔者又看到京东商城在网上媒体发的广告，一联6幅，滚动式，黄树春著《根治世界前房角镜危机非水前房角镜莫属》一书封面为白地红字，居此联广告之首位。早就听说过三联书店用心培植作者的故事，三联书店是出版社，而京东商城只是卖场，不是出版社。京东商城一个卖场以如此的热心慷慨支持水前房角镜学向国内外交流，是在我国出版史上的一段佳话。若问为什么《根治世界前角镜危机非水前房角镜莫属》这个水前房角镜学系列著作第10本新书能在前9本书的基础上达到了最高水平？回答是："为有源头活水来。"

九十七、《根治世界前房角镜危机非水前房角镜莫属》的活水来了，你看见了吗

《王大花的革命生涯》电视剧早已播完了，你看了吗？不用问，肯定是看了。即使是播完了，王大花的余音绕梁三月不绝。这种现象是鼓舞人心的正能量，难得的《王大花的革命生涯》。

水前房角镜学的45年的研究生涯中，接受过百名教授、百名伯乐的大力提携，新闻、出版各方面的关照，各级领导关怀和单位同事全力帮助，让水前房角镜学占尽了天时、地利、人和，京东商城的活水来了，你看了吗？京东商城三年来用上好的活水、生命之水浇灌了水前房角镜学的系列著作，使这朵全天候的鲜花永开不败，不论是哪个季节，对水前房角镜学来说都是春天，这就是"良言一句三冬暖"，这就是："为有源头活水来"。为什么京东商城力挺水前房角镜学系列著作？经常给这些书在网上做广告？是哪个机关下达的指标？没有指标，是京东商城自己的决定。

《根治世界前房角镜危机非水前房角镜莫属》这本书的任务是艰巨的，搞了45年，在中国才有2 000人使用水前房角镜，要想让全世界眼科都使用水前房角镜，太难了。不错，这叫看人下菜碟，看到的是现象，没有看到的是问题的实质。全世界眼科医生被Goldmann前房角镜蒙蔽了77年，已经被Goldmann化77年了，余毒还没有肃清，你说Goldmann前角镜是豆腐渣，人家还认为它是一朵花。人家Goldmann前房角镜是老牌王牌，你水前房角镜值几个钱？

问题是本质看错了，让笔者一说，错误的说法就一钱不值了。Goldmann前房角镜不能检查出角膜黄色反射征，还坐在那里装相，就凭装相骗人这一条，早就应当下台了。不怕不识货，就怕货比货。你仗着人多势众，并不说明有什么力量，而是路末途穷，无可救药。

现在，这本书在书店里卖，不保密，如果你没有证据推翻这本书，在真理面前输了，也没有什么不好意思的。你再找一个课题，战胜水前房角镜，在此就预祝你马到成功。

九十八、吃一堑长一智立即兑现 不吃一堑与生命预支卡无缘

长智慧有很多办法，读万卷书、行万里路肯定会长知识。吃一堑长一智是不得已的办法。

非要到处找吃一堑的机会以便长一智，不足取。今天眼科医生就碰到了一个千载难逢的吃一堑长一智的机会，这就是根治世界前房角镜危机。你愿意接受根治这个危机吃这一堑，就能长一智。你要不愿意接受根治这个危机，不吃这一堑，你就与长一智无缘。人家都能分享生命预支卡，只有你无缘分享生命预支卡。识时务者为俊杰，这时务是什么？是科学发展给世界眼科带来的新形势和新任务。你不承认这新形势，你不接受这新任务，就说明你还没有转过弯来，"撞破南墙不回头"不是智者。

没有人愿意根治在世界眼科史上发生这个隐藏77年的世界前房角镜危机，既然已经发生了，怎么办？不能装聋作哑，不闻不问吧。人具有改造自我、改造世界的能力。一个人的能力有大小，一个人的机遇有多少，不会是平均主义。你的强项不在于此，也请你助一臂之力。水前房角镜学就是一个运气好，碰巧有机会为世界眼科医生申请到了生命预支卡，它为医生方便，为病人造福，没有什么特别的，不管是谁，只要有了这样的机遇，都会为大家申请生命预支卡，不会揣在自己的兜里。既然大家都不嫌弃，你又何必不赏光呢。大家支持生命预支卡不是单单支持笔者而是支持世界眼科学的发展，贡献自己的力量。

九十九、眼科医生网上书店游一游

一个眼科医生哪有时间上书店？一年能去当地书店几次？不好说，也许一次也未曾去过。还是带着学龄前的孩子多去书店逛逛吧，从小就培养孩子的良好习惯。

我现在上网是必修课，是必须做的一项任务。要查看拙作《根治世界前房角镜危机非水前房角镜莫属》（辽宁科学技术出版社，2015）一书的反映和销售情况。目前在北京实体和网上书店销售本书已达到饱和。这本书是水前房角镜学系列著作的第10本书，以前的9本书也都是由这些书店经手销售的。非常感谢这些书店的大力支持。

有所不足的是，各省书店参与销售活动的不多，因为它们消息闭塞，还不知道这本书的全世界意义，也许是怕卖不出去吧。

不要怕这本书卖不出去，一旦人们知道这本书是为全世界的相关病人解决他们眼睛的生死存亡的极为严重的问题，是为世界眼科学拯救世界前房角镜危机的根本大计，是把世界眼科前房角镜检查领域由黑暗引向光明的前途的时候，还有哪个眼科医生不想买这本书呢？

如果您是专门做手术的，按低标准，您可以不必看这本书，若是按高标准，您不看这本书就不对了，愿意只做一个手术匠，请便，那就不能是一位眼科大师了。一个主治医师不能永远不晋职称了吧？您带实习医师，一问三不知，不太好吧？一位住院医师，工作蛮好，学点知识，没有什么坏处吧？书店里眼科书琳琅满目，个人要想都买下来是不可能的，那是图书馆的任务。《根治世界前房角镜危机非水前房角镜莫属》您必须买，尤其是离不开前房角镜的青光眼科和眼外伤科的医生们。这样一本书，不过是一包烟的价钱，医生不吸烟，早就把吸烟费节省下来，作他用了。只好再紧一把，把这一包烟的花费紧出来。

千万别以为一包香烟钱的这本书是便宜无好货，上了当了。

您有所不知，中国的书价和其成本基本上是与所消耗的物质的多寡有关系，与作者和编辑的精神劳动基本不挂钩（有考虑，也是微乎其微），就如本书，就其45年的研究、为世界眼科拯救了世界前房角镜危机，开辟了世界前房角镜领域的前房角镜第二系统（角膜黄色反射征）的新时代。这本书若是在国外能卖2000美元一册。我在报上看到，一本耳鼻喉内窥镜手术方面的专著在某国2000美元一册，太贵，中国两位留学生合伙掏钱买下，回国后开展工作颇有收获，受益匪浅。

我是介绍一下情况，免得误会，一看就这么几个钱就不买了。在此不是批评中国的书价，中国的情况与外国不同，大家都是明白的。总之，不是钱的问题，你若是知道它的价值，它就是一个宝；你若是不知道它的价值，它就是一根草。

根治世界前房角镜危机是一项利于全世界眼科医生和相关病人利益的公益事业，请大家光临小博，谢谢。

一百、什么人需要看这本书

黄树春著《根治世界前房角镜危机非水前房角镜莫属》（辽宁科学技术出版社，2015）已经摆在各大书店的柜台上3周了，这是一条新闻吗？是的，不含糊，是世界眼科学的一件难得的新闻，为了能有这条新闻10万眼科医生等了整整100年之久。有的是眼科世家，等啊，等啊，也许能等到，也许等不到。如果仅仅是父子眼科，那是一定等不到的了。现在毕业的大学生们多么好的运气，你们碰到这本书可是千载难逢。世界眼科学的一个前房角领域出了大问题，一场世界前房角镜危机竟然神不知鬼不觉、秘密悄悄地运行77年，简直是骇人听闻。素以严谨精巧闻名于世的世界眼科学受了Goldmann前房角镜的骗，坑害了600多万的眼球铁质沉着病病眼无辜失明。有幸的是出现了水前房角镜和角膜黄色反射征大战Goldmann前房角镜的，以拯救世界前房角镜危机为目的的本书。本书讲的不是报告文学而是从一只小瓶子开始到建成一个超前的世界前房角镜领域的新时代的真实历程。这是科学的真实的历史剧：《水镜之花》。

说来惭愧，人家郝岩同志的《王大花的革命生涯》是送给人民的"活水"（引自朱熹《为有源头活水来》），而笔者的《水镜之花》只是静静地等待着"活水"。因为有京东商城和各方面的"活水"的鼎力支持，所以，这个《水镜之花》才能永远开不败。因为有了京东商城和全国各方面的"活水"后盾，这个《水镜之花》也就成了一个科学灭火车义无反顾全速向世界前房角镜危机直冲过去，不灭此危机誓不罢休。《水镜之花》谢谢大家。

什么人需要看这本书？先说两院院士，还有海外各国的院士。只要您是眼科医生出身，您就看看这本书吧。以您院士的天资，看本书几页就行了。看了这几页您就已经掌握了世界眼科学出现前房角镜危机的严重形势和解决的办法，用不了10分钟。

眼科医生，不管是哪一级的医生用20分钟看一下本书，也许有一些医生，它一年也不见得用前房角镜一次，他知道有这回事儿可以了。

估计全世界离不开前房角镜的医生大约有4万人，这是嫡系的，如果加上儿科、肝病科的需要那就扩大了需求。

大学生们赶上了这个上演《水镜之花》难得的机会，看一眼可增大眼界，可看的东西多了，清者自清，浊者自浊，好者自好，差者自差，增加正能量。

院长要看，没有院长的支持，事倍功半，有院长的支持事半功倍。尤其是眼科医院院长和其他医院院长不同，非得明白不可，否则，根治世界前房角镜危机的工作寸步难行。

卫生领导机关的领导和办事人员要看这本书。有一次有个医院院长，我认识他多年了，给他寄去了《水前房角镜学手册》（辽宁科学技术出版社，2009）和《水前房角镜学23项首创的精髓》（辽宁科学技术出版社，2010）两本书，说明我是不收学费的。请他主持办一个小型的照顾邻近几个单位的同道的水前房角镜学习班，这件事使这位院长很尴尬，原来他是同意的，办一件好事而已，不料，上面的学会会长不同意，院长挺为难的。我也觉得不好意思，给院长添了麻烦。

还有应当看这本书的是全世界各国的眼科医生。我曾经于2012年5月由辽宁科学技术出版社正式出版黄树春著英文版：《TWENTY-THREE WORLD'S FIRST OF HUANG'S HYDROGONIOSCOPIOLOGY》《水前房角镜学的23项世界第一》一书是为外国眼科朋友写的，不知道外国朋友可曾看过。2015年1月出版的《根治世界前房角镜危机非水前房角镜莫属》只有第三节In Order to cure the world gonioscope crisis of Goldmann gonioscope, hydrogonioscope is the only choice.是供外国朋友看的。因为这本书是为全世界拯救世界前房角镜危机服务的，全世界眼科都需要，但是，本书由于语种的限制，对外国朋友诸多不便，所以，世界各国的出版社如果有意可以向中国辽宁科学技术出版社联系洽购版权，用英文出版以利外国读者阅读，推进根治世界前房角镜危机的工作。

一百〇一、世界眼科有幸分享中国眼科顶尖技术

世界眼科百多年来把先进的眼科技术传授给中国眼科，今天中国眼科能把她在世界上最顶尖的超前技术奉献给世界眼科分享是一件大喜的事情。有人不认识水前房角镜和角膜黄色反射征，是新的超前技术和陈腐的旧技术之间有一条不可逾越的鸿沟，天壤之别。

水前房角镜出身微贱，是研究院所科学殿堂里的人难以接受的。势利眼在科学史上不乏其例。遗传学鼻祖孟德尔如果不是个小小的修道院长，而是一个权威的大主教，他的遗传学定律也许不会被埋没。水前房角镜，别看其貌不扬，它的奇迹是人间罕见的。

1. 水前房角镜并非真的出身微贱，确实是门庭显贵，它是大自然下发的根治世界前房角镜危机密码形成的。由大自然下发的。1958年到1970年12年间笔者几乎天天能看见这样的链霉素瓶，但是，无动于衷，直到 1969 年去农村医疗队一年，回来后，这眼光管一点用了。耽误了12年，终于把这个瓶子拾起来了。我的眼睛有变化，由势利眼变成了现实眼。眼睛只往天上看不往地上看是不现实的，大自然恰恰是往地上扔而不是把密码挂在天上。大自然将密码发下12年，只有我一个人拾起了这个密码，大自然要想办一件事情也不容易啊。

2. 水前房角镜的光学效果究竟好到什么程度？这有黄秀贞主编《临床前房角图谱》（人民卫生出版社，2010）为证。这本图谱被日本前眼科学会会长三岛济一教授誉为第一流的工作。我国各大学附属医院眼科均以此图谱为教材培训进修医生。

3. 水前房角镜给世界眼科学带来了b像，丰富了世界眼科学的内容。b像非人工所造，乃是真正的"天工开物"，它给水前房角镜打下了中国造的烙印，无人敢说水前房角镜是抄袭外国

的，只因b像的存在。水前房角镜b像的理论与实践比较复杂，不在此赘述，以免影响正题。b像只存在于链霉素瓶型前房角镜中。

4. 水前房角镜使用方便、安全，不用表麻，一只鸡蛋大小，适合国内医疗队和国外医援队。

5. 水前房角镜能做高级研究，它已经世界第一化，浑身都是世界第一，荣膺24项世界第一。

6. 水前房角镜的肚子里隐藏着第二系统，这是大自然专为根治世界前房角镜危机而特配的最新式超前诊断武器。这个第二系统不是别的，正是角膜黄色反射征。从《根治世界前房角镜危机非水前房角镜莫属》（辽宁科学技术出版社，2015）出版，世界前房角镜的2015年标准应当是：前房角镜只有第一系统检查前房角，没有第二系统检查角膜黄色反射征，一律不准上岗，属于废品，立即淘汰。能检查角膜黄色反射征的能力就是前房角镜的上岗证。

7. 检查角膜黄色反射征的世界第一捕是隐藏在水前房角镜的肚子里，捕捉眼科隐蔽杀手眼内铁质沉着病的唯一天敌。世界眼科医生10万，用尽世界上所有高大精尖的仪器不能捕捉到早期眼球铁质沉着病。世界上唯一能将早期眼球铁质沉着病捕捉归案的就是角膜黄色反射征。这个神征的表现令人大吃一惊，世界上竟有如此神奇的神捕。这是千真万确的人间神事。一个早期眼球铁质沉着病的眼外表现和前房角镜下的表现与正常眼球的相应的表现是毫无二致，也就是说，Goldmann前房角镜下的所见是完全正常的，根本看不出角膜黄色反射征阳性，这就是Goldmann前房角镜的失败。还是这个Goldmann前房角镜刚刚检查过的病例，马上用水前房角镜检查，立即出现角膜黄色反射征阳性，这个病例正是眼球铁质沉着病的早期病例。这是水前房角镜的胜利。

"你是前房角镜，我也是前房角镜，为什么你能检查出角膜黄色反射征，而我不能检查出角膜黄色反射征？岂有此理。"Goldmann前房角镜能服气吗？不能。岂止Goldmann前房角镜，眼科医生也不服气。是啊，从1914年有Salzmann前房角镜以来，101年就没有出现过这样的事情。

《根治世界前房角镜危机非水前房角镜莫属》会遇到如此的抵抗，是意料之中的，这世界上根本办不到的，根本就不可能检查出角膜黄色反射征，你竟敢与Goldmann前房角镜叫板，在太岁头上动土，你是不是脑子有病？回去休息吧，人家对你很客气了。其实，这不能怪谁，人家为保卫正义而斗争，应当表扬，凡人毕竟是凡人，你上了大自然大学很长时间，还不能把天上的秘密给地上的朋友讲清楚，该批，太无能了。

朋友们，天上有的，咱地上没有的，太多了。我虽然也背回来点东西，但是，要想把这些绝密的乐西告诉大家，也得讲个艺术，还是没有下功夫，就不行。你看人家郝岩的《王大花的革命生涯》，下了功夫，大家就爱看，不服不行。绝密的角膜黄色反射征可是天上一剂神药，专治世界前房角镜危机，是大自然托付水前房角镜带给世界眼科的保卫武器。世界眼科福气不小，大自然赐予的前房角镜第二系统（检查角膜黄色反射征）是世界眼科的光荣。

一百〇二、水前房角镜学的特征

　　水前房角镜学是一门科学。1970年发明、研究水前房角镜，1972年发现角膜黄色反射征，2002年出版黄树春著《水前房角镜学》（江西科学技术出版社，2002）正式建立世界上第一个水前房角镜学学科。提出了世界第一化的新理念，在黄树春著《水前房角镜学手册》（辽宁科学技术出版社，2009）194～244页发表了《论水前房角镜学的世界第一化》40节，涉及诸多方面，都需要世界第一化，实际上，世界第一化是一项治国安邦的大计。有了世界第一化的纲领，万事亨通，无往而不胜。其意义远远超过了水前房角镜学本身的治学范围。

　　水前房角镜学的24项世界第一是这门学科的关键词和风采，是这门学科的翅膀，是这门学科的正能量，是远走高飞把中国眼科绝技送到世界眼科根治世界前房角镜危机的前线的勇士。风萧萧兮长空寒，勇士一去兮喜报传。

　　没有24项世界第一，没有水前房角镜学系列著作11本书怎能打破前房角镜的旧世界，开辟前房角镜的新时代。以角膜黄色反射征为首的24项世界第一是根治世界前房角镜危机的先锋，战无不胜，攻无不取。在彻底取得根治世界前房角镜危机的胜利之后还要为保卫世界眼科学的超前发展站好岗。

　　水前房角镜学的特征是：超越时代；超越同行；超越绝技；超越胜利。

一百〇三、立即拍板：眼睛不能再白瞎时光不能再白流

世界前房角镜危机已经秘密悄悄地运行了77年，令人惊讶和遗憾的是，既然已经揭开了盖子，真相大白，是立即用科学方法根治世界前房角镜危机，制止无辜失明，亡羊补牢的时候了。不要让受害者再继续白白瞎眼，不要使时光白白流逝。

中国有2000名眼科医生正在使用水前房角镜，中国正规出版社已经出版了水前房角镜学系列著作11部书，在国内外已经发表了几十篇论文，其中国内顶级杂志1篇，日本顶级杂志3篇。在这样的基础上向世界眼科10万名同行提出国际交流，把中国顶级眼科技术献给世界眼科，是国际惯例。百年来世界眼科曾经给中国眼科不少的帮助，对我们来说，过去我们实行的是拿来主义，我们没有什么东西可以回馈人家。今天我们有能力实行拿出主义，是应当做的工作，中国人讲究"来而不往非礼也。"

这是一件大好事，水前房角镜操作简单，你们能看到它淳朴、科学、高效的现实价值。它给世界眼科带来的益处是有目共睹的。

已经有20 000人看过小博，我很高兴。美中不足的是，在互联网上只有知道黄树春的名字或者知道"根治世界前房角镜危机"，才能搜索到小博，世界眼科10万个医生，他们根本不知道黄树春的名字，怎能看得见黄树春的几百篇的博客呢。我写的博客是有人看，但是全世界的眼科医生看不见，等于白写。所以拜托各位网友：你们与海外亲友通信时带个话儿，希望他们把世界前房角镜危机的消息传给海外眼科医生，他们太闭塞了。谢谢大家。再说一句：不是军事情报，不保密，无禁忌。

一百〇四、论中国水前房角镜第二系统——世界前房角镜的唯一标准

自从1907年Trantas首次在人的活体眼观察到了前房角，Salzmann于1914年首创Salzmann前房角镜，1919年Koeppe修改了前者成为Koeppe前房角镜，1938年Goldmann前房角镜问世。Koeppe前房角镜是折射式、直接型，Goldmann前房角镜是反射式、间接型。1970年黄树春的水前房角镜挤进了世界前房角镜舞台。

1972年水前房角镜发现了眼球铁质沉着病在水前房角镜下的角膜黄色反射征。此征世界眼科10万名眼科医生100年没有发现，眼球铁质沉着病的早期诊断急需的检查手段，没有此征的早期诊断，失去早期手术的抢救时机，病人无辜地陷入失明的深渊，可怜、可悲、可叹，成为世界眼科史上的悲剧，世界眼科束手无策，此征的发现拯救了此类病人的失明，给世界眼科带来了无法估计的好处。

为了中国水前房角镜在全世界眼科推广普及，出版了水前房角镜系列著作11本书。其中，黄树春著《水前房角镜学的23项世界第一》英文版（辽宁科学技术出版社，2012）是为外国眼科朋友写的。

2015年1月拙作《根治世界前房角镜危机非水前房角镜莫属》由辽宁科学技术出版社出版发行。本书首次提出的世界前房角镜危机是Goldmann前房角镜1938年创立时埋下的祸根，一直秘密地运行77年（1938—2015），无人知晓。其危机主要事实是Goldmann前房角镜由于设计缺陷，根本不能检查出角膜黄色反射征，致使眼球铁质沉着病病人本来早期诊断、尽早手术可以保住有用视力，但是，因该镜不能检查出此征，全世界天天有不计其数无辜失明者陷入痛苦的深渊，现在，也就是在角膜黄色反射征

发现公开发表41年之后的今天，仍然是这样。完全无视角膜黄色反射征这一拯救本病病人眼睛免于失明的超前绝技的存在，这种情况，失妥，有悖于人道主义，是为世界前房角镜危机。

本书提出了以中国水前房角镜的第二系统作为世界前房角镜的世界唯一标准，没有第二系统的前房角镜，一律不得上岗。什么是第二系统？检查前房角是前房角镜的第一系统。检查角膜黄色反射征是前房角镜的第二系统，全世界的所有几十种前房角镜都没有第二系统，所以，合乎世界唯一标准的只有中国水前房角镜一家。全世界眼科使用中国水前房角镜之日便是世界前房角镜危机结束之时。

一百〇五、水镜一只论吃亏

《三国演义》中，曹操与刘备青梅煮酒论英雄。小博3年来写了625篇博客，一只水镜（水前房角镜简称）论吃亏。论吃亏是马后炮，天天一只水镜论吃亏是不是太吃亏了？不，吃小亏占大便宜。不能吃亏的人不能占便宜。先吃亏后占便宜往往是可占的便宜，先占便宜后吃亏往往是吃了大亏。

请看Goldmann前房角镜，它蒙蔽世界眼科十万大军，世界前房角镜危机秘密潜藏77年（1938—2015）做了错事，似乎占了大便宜，一旦被揭穿，身败名裂，占的便宜安在？便宜已成罪证，只有下台，谁都爱莫能助。

世界眼科十万大军受骗77年，一向以为Goldmann前房角镜是世界模范前房角镜，捧得高高的，只看其外表不审其内涵，没有调查，失去监督，认为该镜已经达到顶级，至高无上，奉为神明，顺之则昌，逆之则亡。看来世界眼科是吃了大亏了，吃亏不假，毋庸讳言，但是，这样一个世界前房角镜危机得到了根治的机会，刮骨疗毒，使用中国水前房角镜不仅修复了世界眼科的巨大漏洞，而且获得了中国眼科送来的改造建设世界前房角镜领域的大纲和实施方案。历史的经验教训是用钱买不来的，大自然的创造和规律也是用钱买不来的。世界眼科智者千虑，虽有一失，塞翁失马，焉知非福。根治世界前房角镜危机一定会激发世界眼科的超正能量取得世人瞩目的成效。

一百○六、凡有眼科医生之处就有水前房角镜，是根治世界前房角镜危机的标志

水前房角镜取代Goldmann前房角镜，关系到世界眼科的长治久安，关系到相关病人的眼睛的生死存亡的命运，关系到世界眼科医生的治病救人的医疗技术的超前发展。

世界一切事物都在变化中发展，世界眼科的Goldmann前房角镜在世界各国眼科第一线工作了77年（1938—2015），一成不变。这是对眼科医生的警示，Goldmann前房角镜之所以一成不变在于眼科医生对Goldmann前房角镜的一成不变。不对Goldmann前房角镜进行考察，不与其他前房角镜对比分析，即使Goldmann前房角镜已经没有发展的空间，也要知道其他前房角镜发展的情况，不能以偏概全，世界如此之大，除了Goldmann前房角镜就再也没有其他可以借鉴的了？有几十种前房角镜都是仿造，无关大局，可以置之不理。但是，水前房角镜和角膜黄色反射征，不能不理。因为它不是仿造，这个不是仿造，就很不容易了。1982年在水前房角镜和角膜黄色反射征鉴定会上一位著名教授第一个发言，问我："你是从哪里抄来的？"把我问得张口结舌，至今我也回答不出来。我完全没有这个心理准备，这位教授的问题说明了他对水前房角镜和角膜黄色征非常重视。我非常感谢他，他的提问给我很多的启发。以后我给他寄新发表资料，他回信说："角膜黄色反射征是中国眼科的特色。"

这位教授对角膜黄色反射征的评价给我很多的启发。中国眼科的特色，这就是说，此征在世界眼科不论哪个国家都是没有的，此征独具中国特色，越是民族的，越是世界的，这位教授的评价让我知道了水前房角镜学有自立于世界民族之林的能力，它会对世界眼科有用处的。由此看出，伯乐的特殊作用无可替代，没有伯乐科学就难以发展。

不知道水前房角镜和角膜黄色反射征的超前作用就不会知道Goldmann前房角镜落后于中国水前房角镜已百年。你若坐在火车上，就会看到地面上的参照物的后退，你若一用水前房角镜和角膜黄色反射征，就会心服口服，说超前100年不玄乎，当一回眼科医生没有享受到水前房角镜和角膜黄色反射征的服务，太遗憾了。角膜黄色反射征是为眼科医生服务的，是为病人服务的，是为世界眼科服务的，它凭的是不论哪个国家都没有这项超前的绝技，若是其他国家也有，黄树春著《根治世界前房角镜危机非水前房角镜莫属》（辽宁科学技术出版社，2015）能敢在封面的天头上印上三行字吗？这三行字是：第一行：水前房角镜学世界第一化；第二行：水前房角镜学第24项世界第一；第三行：水前房角镜学系列著作之十。

这样的做法的基础是真实，如果其中有0.1%的虚假，就请举报，任凭发落。没有找到确实证据，也可举报，不举报心中不踏实，无法支持这一新的发现。新浪博客给网友举报很方便的条件，匿名举报，很好。如果举报得不到撤销小博的结果，希望你能喜欢这本书，支持根治世界前房角镜危机的工作，给一把力。谢谢。

一百○七、向世界卫生组织呼吁果断处理世界前房角镜危机

黄树春

黄树春著《根治世界前房角镜危机非水前房角镜莫属》（辽宁科学技术出版社，2015）的出版发行打破了世界眼科的平日工作的和谐进程，一声礼炮打破了沉静，说是送礼来了，但是，确实是报告了世界眼科后院起火了。世界眼科轰轰烈烈的三大项即白内障、青光眼、屈光手术是闻名于世的眼科先锋，给世界眼科争来了可喜可贺的荣誉。谁人不说，真是金眼科啊。

人们喜欢报喜不报忧。这本书是又报喜又报忧，不过，它是先报忧，后报喜。其实先报忧也没有什么不对，若是后报忧，倒是有点"图穷匕首见"的尴尬。想要批评就开门见山，批评在最需要的时候就是最需要的东西。现在，这本书批评的东西正是世界眼科最需要解决的问题。"世界前房角镜危机是世界眼科从来没有想过的问题。此危机竟然长在世界眼科的身上，说什么都不会相信的。""你这个'根治世界前房角镜危机论'想进到世界眼科来，我都在眼科干了几十年了，你反对的Goldmann前房角镜已经使用77年了，一直很好，稳如泰山，我要全力保卫它，谁也不准动它。"看来这位医生真是火了，是一个热心的Goldmann前房角镜的保卫者。

但是，当务之急是保护好受害的病人，是被Goldmann前房角镜漏诊的那些铁质沉着病病人，而不是保卫Goldmann前房角镜，它是引起世界前房角镜危机的祸首，要立即把它撤下来，换上中国水前房角镜，砍断世界前房角镜危机的火源，这就是十万火急，治病救人的果断措施。希望能看到《根治世界前房角镜危机非水前房角镜莫属》这本书和黄树春的这篇博客的眼科医生立即

执行这个大自然的解救世界前房角镜危机的办法。

世界前房角镜危机已经存在77年，那是因为科学落后没有办法，现在，既然已经知道世界前房角镜危机的严重的危害，拖一天不解决，不知道要无辜地瞎多少只眼睛，这怎么得了？笔者建议世界卫生组织发出指令立即果断处理世界前房角镜危机。请中外记者助一臂之力。

一百〇八、唯一能将Goldmann前房角镜拿下的是水前房角镜的角膜黄色反射征

自1938年以来，Goldmann前房角镜窃踞世界前角镜领域的首席，不自觉地成为世界前房角镜危机的祸首，隐蔽地运行其引发的前房角镜危机直至2015年，已经77年了。其最重要的危害就是不能检查出眼球铁质沉着病的角膜黄色反射征。眼球铁质沉着病并非罕见病，在一个医院一年也许只有一两个病例，在三级甲等医院例数多一些，在治疗此病较为集中的医院，如哈尔滨医科大学第二附属医院、郑州大学第一附属医院、北京友谊医院、北京同仁医院、广州中山医科大学眼科中心等，每年每院大约有50例（最低估计）。在全世界，眼球铁质沉着病一年究竟有多少，不得而知，就算有1 000例吧，Goldmann前房角镜因不能检查出角膜黄色反射征早期诊断而漏诊，知多少？角膜黄色反射征1972年被发现，1974年公开发表，就从1974年公开发表算起，到2014年已经是40年了。每年漏诊1 000例，40年就算40 000例。Goldmann前房角镜应当对这40 000只眼睛的失明负责。

Goldmann前房角镜为什么能欠下40 000只眼睛的失明债？因为它不能检查出眼球铁质沉着病的角膜黄色反射征。此征是早期诊断此病的前房角镜的体征，Goldmann前房角镜由于设计缺陷，只有前房角镜的第一系统，没有前房角镜的第二系统，这第二系统正是检查角膜黄色反射征的，因此，Goldmann前房角镜一工作就将早期眼球铁质沉着病的病例漏诊，使此类病人失去早期手术抢救的时机而陷于失明。所以，Goldmann前房角镜成了眼球铁质沉着病这一杀灭眼球的最毒的杀手的帮凶。

同样是前房角镜，水前房角镜为什么就能有检查角膜黄色反射征的能力？为什么Goldmann前房角镜就不能拥有检查角膜黄色反射征的能力？"我拿全世界的前房角镜来对抗你水前房角镜，

你水前房角镜能奈何？"世界上有几十种前房角镜，都是仿造，Goldmann前房角镜是原创，原创没有检查角膜黄色反射征的能力，仿造的当然也不会有这个能力，这也不是摔跤比赛，几十个人一定会能把一个人摔倒，人多只要你有理才会胜利。水前房角镜弱不禁风，在这里讲的是道理，讲的是公平，如果是讲动武，你一个指头点一下，水前房角镜就粉身碎骨了。

角膜黄色反射征作为当今世界最超前的水前房角镜的第二系统，它是与第一系统同时集于水前房角镜的一身，但是只能看见第一系统，看不见第二系统。看不见第二系统怎能知道第二系统的存在呢？因为用水前房角镜检查眼球铁质沉着病的前房角，除了看到前房角的细节之外，还看到了角膜黄色反射征。用水前房角镜检查眼球铁质沉着病查出角膜黄色反射征，是百多年来世界眼科史上关于眼球铁质沉着病的浩如烟海的文献中未曾记载的。角膜黄色反射征之所以能被检查出来，不是用的其他器械而是水前房角镜，因此，知道了这就是水前房角镜的第二系统的特殊功能。

前房角镜百多年来一直是检查前房角的器械。Goldmann前房角镜工作了77年为什么不能发现角膜黄色反射征？原来是它没有第二系统。它只有第一系统当然只能检查前房角，检查眼球铁质沉着病的角膜黄色反射征与它是风马牛不相及。如此说来，是不是前房角镜注定永世不能检查角膜黄色反射征了？否。水前房角镜于1972年发现了角膜黄色反射征。发现角膜黄色反射征的器械不是什么别的器械，恰恰就是前房角镜，是水前房角镜。已经有Koeppe前房角镜和Goldmann前房角镜为代表的第一类型和第二类型，水前房角镜是第三类型，这是缪佩芬硕士在其学位论文中提出来的。既然同是前房角镜，为什么Goldmann前房角镜不能检查出角膜黄色反射征？这就证明，前房角镜在改革，在超前。水前房角镜在检查前房角的同时就完成了检查角膜黄色反射征的任务，没有增加任何新的操作，也就是说，没有增加任何麻烦就"搂草打兔子"把眼球铁质沉着病给逮住了。在这一过程中，第二系统不显山、不露水，默默地做出贡献。

　　就因为第一系统与第二系统亲密无间，铸成水前房角镜这一当今世界的根治世界前房角镜危机的利剑，所以，以水前房角镜作为世界标准前房角镜是十分公正的。1938年的Goldmann前房角镜就像1938年的一支步枪，水前房角镜就像一支步枪上再加了一个地对空导弹，可以打飞机。

　　水前房角镜45年的时光没有白流，它为世界眼科增添了"二炮"（第二系统），如果不用水前房角镜和角膜黄色反射征根治世界前房角镜危机，是无论如何也说不过去的。

一百〇九、中国眼科学超前绝技大放异彩

中国眼科学超前绝技大放异彩，为什么要讲？家里有点好东西就讲个没有完，好意思吗？你是有所不知，中国的水前房角镜和角膜黄色反射征是肩负大自然下发的重任，不讲的话，不要说世界如此之大，就连国内也难以知道。因为水前房角镜和角膜黄色反射征进行了45年的工作，在国内外发表论文，国内正规出版社出版发行黄树春著水前房角镜学系列著作11部书，第十部书《根治世界前房角镜危机非水前房角镜莫属》（辽宁科学技术出版社，2015）的任务是根治世界前房角镜危机，这是关于世界眼科如何摆脱世界前房角镜危机的顽症，拯救世界前房角镜危机坑害的相关病人的无辜失明，完成改造旧的世界前房角镜检查领域，建设科学超前的世界前房角镜检查领域的新时代。

这样一个前无古人，世界各国眼科都一无所知，普天之下只有中国水前房角镜学才能秉承大自然的规律，用自己的理论和实践总结提出的根治世界前房角镜危机的方针大计来完成大自然赋予的历史使命。如果水前房角镜和角膜黄色反射征不是出自一个"小庙"而是中国数一数二的"大庙"，那么，这个为世界眼科拯救世界前房角镜危机的"赵子龙"早就为世界眼科解决了77年延续至今的坑害无辜的600多万失明眼的世界前房角镜危机。

"是你无能，赖不上庙大庙小。""庙大庙小"的问题有历史为证。想当年，遗传学鼻祖孟德尔，他如果不是一个小小的修道院长而是一个有权有势的大主教，它的遗传学定律能被埋没吗？大庙的成果不胫而走，在推广方面享有很多方便。在人们的眼中小庙能出什么成果？靠边站吧。现在，就完全没有了势利眼，可能吗？小庙的东西缺少竞争力，不足为怪。小庙的东西要不要做一点宣传？改善一下宣传工作不过分吧。如果连做一点宣传都不肯努力，那只有坐以待毙，不过，世界眼科千载难逢的根治世界前房角镜危机的生力军会被拖上十年八年，自消自灭了。

受到损失的是世界眼科。若是没有充分的认识，再好的科学成果也会付之东流的。为了避免不测，多讲一些并不是多余的话，还是必要的。

水前房角镜和角膜黄色反射征，真的是绝技吗？绝技只能是发明人拥有，这是指的版权，看了书，看了文章，也会做了，这是掌握了绝技。绝技本身是否达到了无论是谁也做不出来的程度，若是任何人也做不到，这个绝技就没有什么可说的了。在达到此标准的绝技，谁也不能再说三道四了。水前房角镜，看起来普普通通，貌不惊人，它的绝技在哪里？它的绝技是谁也做不到的，说得这么绝对，你不就是一个前房角镜吗？有什么了不起？当然是了不起的了，说起米，不要以为是笑话，千真万确，水前房角镜的肚子里还有一个"孩子"——检查角膜黄色反射征的第二系统。角膜黄色反射征是水前房角镜的"孩子"，世界上所有的前房角镜都没有"孩子"，唯有水前房角镜才有"孩子"。为什么世界上所有的前房角镜都要被淘汰？因为它们全没有"孩子"。这也太不公平了。按照达尔文进化论的物竞天择、适者生存的观点，这些不思进取，一成不变的、懒惰无能的、过时的前房角镜，难道还不应当被淘汰吗？

这里讲的水前房角镜的"孩子"可不是一般的"孩子"。在世界眼科，早期眼球铁质沉着病隐藏得无懈可击，用尽各种能用的先进器械也查不出来潜伏在眼内的铁质沉着，眼科医生束手无策，这是世界眼科一直急需解决而又无法解决的问题。就像数学中的"XXXX""猜想"一样，无人能解开此题。角膜黄色反射征根治世界前房角镜危机，将Goldmann前房角镜拿下，永除危机拯救相关病人免于失明，功莫大焉。

全世界眼科医生百多年做不到的事情，角膜黄色反射征一扫危机，能征善战，这样的"常胜将军"得来全不费工夫，忠实于医生、病人，忠实于世界眼科，世界眼科焉有不用之理。

中国眼科绝技使世界眼科得到了实惠，它不是说得好听，而是真心实意为世界眼科服务，你亲身感受到中国绝技的大放异彩，她能陪你立即开展3016年的超前工作，你还抱着试试看的态度，她仍然能陪着你做好3016年的超前工作。她是多么真切、善良、美丽。

一百一十、为时代和科学淘汰是 Goldmann前房角镜之大幸

在根治世界前房角镜危机中不少人为Goldmann前房角镜被撤下而惋惜。他们不知道，被时代和科学淘汰正是Goldmann前房角镜之大幸。如果经历了77年侥幸地躲过了这次根治世界前房角镜危机的清理被暂时给保下来，那惹起的祸事更大了。时代和科学会放过你吗？天理和正义会任你所为吗？"天作孽犹可违，自作孽不可活"拖得越久罪孽越深，后果越不堪设想。

一个因为是世界前房角镜危机的祸首，一天要使一些人无辜失明，有了一个台阶让你下来，是让你离开你造成的是非之地，是对你莫大的、真正的保护。你痛快地下台，立即停止世界前房角镜危机，让世界眼科即时处理善后事宜，不再让不该失明的人无辜失明，这样做对你来说，不失为大幸。立即停止你的过错，苦海无边，回头是岸。

一百一十一、向后看，向前看，两种本质、前途、命运

向上看，向下看，向左看，向右看，不讲，只说向后看，向前看。

向后看，Goldmann前房角镜看见了它1938年自立门户，开创间接型、反射式的光荣历史。曾几何时，Goldmann前房角镜就占了前房角镜检查领域的首席，叱咤风云，不可一世。向后看，心里甜蜜蜜，无限风光在后方。它何时向前看过？没有。何须向前看，张果老倒骑驴不是很好嘛。可是，不要忘了，张果老人家是神仙啊！休要多言，我Goldmann前房角镜就是"神仙"，说什么向前看，就是睡上几十年又有何妨？果然，一睡就是77年，冬眠了77年。但是，你的外部世界没有冬眠，没有一天不在变化，都在向前进。这实实在在的77年，是时代和科学的进步，你没有分享到。等你醒了过来就面临着时代和科学向你提出了退休的通知。你没有向前看的机会了。

再说一说水前房角镜的向后看。它1970年诞生于我家一张小饭桌我的8岁小儿子的眼睛上。此后，一直向前看，直到2015年1月由辽宁科学技术出版社出版发行水前房角镜系列著作第10部书——黄树春著《根治世界前房角镜危机非水前房角镜莫属》，都是向前看，因为路在前方。

1972年是水前房角镜在前进道路上的一个质的飞跃。由于角膜黄色反射征之父（一位土生土长的中国工人，没有出国就医的经历，在国内也没有看过外国医生）专程来空军大连医院眼科门诊，把他的角膜黄色反射征送给了我。角膜黄色反射征一出现就跳过了龙门，它不是什么池中之物，一跃而为天字号的、神奇的世界眼科和中国眼科之宝。说它是天字号，没有错，不论哪个国家都无人能制造出角膜黄色反射征，它是水前房角镜所生，是水前房角镜的孩子。角膜黄色反射征是为根治世界前房角镜危机

而生，没有此神奇的角膜黄色反射征，没有任何一个前房角镜能将Goldmann前房角镜这个"皇帝"拉下马。世界前房角镜危机有救了。Goldmann前房角镜，它把世界眼科十万大军给Goldmann化了，都成了它的粉丝，77年一贯制。可以说，撼山易，撼Goldmann难。当今这个时代，水前房角镜能检查出角膜黄色反射征，铁证如山，它不能检查出角膜黄色反射征，硬是不认输，真是岂有此理，太霸道了。

这正是：

只是向后看，不向前看，本质是腐朽，没有前途，命运不堪设想。

向后看，是为了向前看，本质是不朽，前途光明，命运永不落后。

一百一十二、角膜黄色反射征揭开了千古之谜

眼外伤科收的全是眼球铁质沉着病的晚期病例，为什么没有早期病例？其原因是什么？知道这病没有早期诊断的方法。无论如何，也怪罪不到Goldmann前房角镜的头上。青光眼是必须查前房角镜的，眼外伤在伤口愈合之后是必须查前房角镜的。一些眼前部疾病是需要查前房角镜的。眼球铁质沉着病的早期诊断与Goldmann前房角镜风马牛不相及，眼球铁质沉着病的早期诊断与Goldmann前房角镜无论如何也是扯不到一起的。这话要在1972年以前说，还则罢了，1974年角膜黄色反射征公开发表之后再这样说，就是错误的了。角膜黄色反射征1972年发现，1974年在《人民军医杂志》发表，那时没有绿色通道，发现与发表的时间差一般为两年。1980年在《中华眼科杂志》发表，1981—1982在日本《临床眼科杂志》发表3篇论文，其英文摘要被美国、荷兰医学文摘收录。角膜黄色反射征的发表符合国际惯例。

如果不是水前房角镜发现了角膜黄色反射征，那就无法解开这个千古之谜。前房角镜从1914年Salzmann前房角镜开始，到2015年，101年，前房角镜就是单一检查前房角的器械，101年，除了水前房角镜，没有任何人发现角膜黄色反射征。如果除去水前房角镜的发现，那么，角膜黄色反射征何年何月才能降临人间？按照世界眼科的传统观念，前房角镜焉能检查眼球铁质沉着病的角膜黄色反射征？这样的事情属于无稽之谈，荒诞，不可思议。前房角镜已经到顶了，再也没有发展空间，再想从前房角镜榨出油来，是根本不可能的。

由于科学水平的限制，历史条件的限制，国内外都是这样的凝固的看法，谁也不能跳出这个"画地为牢"的圈子，循规蹈矩地原地不动，什么也不干，时间如白驹过隙，千年是会很快过去的。

所以，外国留学是不能解决这个问题的，留学大自然并非先见之明，是往前走的结果。

Goldmann前房角镜在1974年角膜黄色反射征公开发表之前，不知者不怪罪，但是公开发表之后的41年（1974—2015）冒充自己能检查出角膜黄色反射征，坑害病人，其责难逃。

一百一十三、科学自有规律在　莫把科学当戏排

　　科学来自大自然，科学有其内在规律，顺其规律则昌，逆其规律则亡。作为科学工作者只能在科学规律的范围之内做他的研究工作，不可任意导演、摆布科学规律。

　　水前房角镜于1970年发明。当时是Goldmann前房角镜不可一世风靡全世界的时候，水前房角镜问世，没法与Goldmann前房角镜相比。我是1959年得到Goldmmann前房角镜的，已经使用10年，取得了使用的经验。1965年在《中华眼科杂志》（1965，12：425）上发表了黄树春著《裂隙灯前房角镜的前房角后部检查之经验介绍》，这篇文章获得张文山教授（将前房角镜引入中国的第一人）多次的修改，对这篇文章，《中华眼科杂志》编者特加编者按给予好评。这是一个例外，在《中华眼科杂志》上直到现在几十年来几乎没有这样的例子，一般是不加编者按的。有人以为我不懂Goldmann前房角镜，所以，才会贸然提出世界前房角镜危机的问题。我不仅用过Goldmann前房角镜，使用过它，而且把它吃透了。对Goldmann前房角镜也算是潜心学习。聆听过将Goldmann前房角镜引入中国的第一人张文山教授的前房角镜讲座（机会难得），有机会向吴厚章主任医师（美国G.Gorin等著《裂隙灯前房角镜检查法》的译者）学习。吴厚章主任医师在上海亲自长期使用水前房角镜，是水前房角镜史上的一个里程碑。

　　我不能在Goldmann前房角镜身上寻找到可以改进的切入点，我不能在水前房角镜里加入一片或几片小的平面镜，那就成了一个仿造品，其实，就是抄袭。大自然规律已经没有给Goldmann前房角镜留下活动余地了，它上了一个被限定的黑名单。

　　医学科学没有国界的限制，它不是军事情报，全世界眼科都可以来探讨水前房角镜的新技术，水前房角镜一问世就没有保密，于1970年6月即在《辽宁科技情报》发表，免费发给全省直

至基层组织，还不断在省级、军队眼科学会上报告。因为还没有在公开刊物发表，国外不易得到消息。但是，国内消息灵通。如果不是一家医院误传"水前房角镜不能检查前房角"，全国很快会对水前房角镜火起来，当时县医院太缺乏前房角镜了。

这家医院拿兔子眼球做试验对象，结论是水前房角镜不能看见前房角。这个消息传得很快，连远在边陲的银川市都知道了。正是：好事不出门，坏事传千里。这个消息不胫而走。这个试验犯了一个低级的错误。原来，在日本文献上早就有啮齿类动物不能充当前房角检查的试验对象，因其没有梳状韧带，自然也就看不见前房角。实验者以为它选定的试验对象是合格的，所以理直气壮地宣布水前房角镜不能看见前房角。以后他知道了他的错误试验结果冤枉了水前房角镜，给水前房角镜造成了推广困难的不良影响，并无道歉之意。水前房角镜为什么要用自己的8岁小儿子眼睛做试验，不能用病人的眼睛做试验，用小儿子的眼球做试验最合适，"上阵还是父子兵"，这样的试验对象是世界上最可信的试验对象，这个试验的结果，拿到世界上任何场面都是合乎科学试验标准的，毋庸置疑，试验者本人是把他的儿子作为对科学试验负责的人质而这样做的。

把水前房角镜公开，让国内外眼科同道都享有发现角膜黄色反射征的权利，在1972年10月28日角膜黄色反射征之父把角膜黄色反射征送到空军大连医院眼科门诊由我亲自接受之前，不论是谁，只要是他用水前房角镜发现了角膜黄色反射征，他就是角膜黄色反射征的毫无争议的发现者。但是，在1970年6月至1972年10月28日这2年4个多月中任何人也没有发现角膜黄色反射征，好像是都很礼让，不好意思拿这个本应由黄树春发现这个角膜黄色反射征似的。其实，黄树春并不知道水前房角镜中还有一个角膜黄色反射征尚待发现，因此，是不可以把它公开于世的。黄树春不可能知道角膜黄色反射征的玄机，大自然的安排无法窥知，说角膜黄色反射征是大自然的杰作，人们总是不以为然，说是黄树春卖的关子。这下子，明白了吧。黄树春无从知晓角膜黄色反射征的玄机，他自然而然地把水前房角镜公开，这样，角膜黄色反射征被别人首先发现，成为堂堂正正的角膜黄色反射征的发现者。这里讲的完全是我们一起经历的奇迹。我与这位角膜黄色反射征之父素无相识。这样神奇的故事可能是没有人听说过，不是黄树春的杜撰，大家相信了吧。

　　为什么要讲这段千古奇观呢？我是想说，这科学规律，水前房角镜学的起源，它的发展，是作者无法预先知晓的。科学规律指挥着作者完成大自然赋予的使命。人的能力是有限的，应当利用科学的强大的正能量，多做一些"四两拨千斤"的有利于人民的工作。

一百一十四、不可思议　不可思议　不可思议

整个一部水前房角镜学就是不可思议，不可思议，不可思议。

1970年6月我40岁了。一天，查完了房，顺手就拾起了一只华北制药厂出品的链霉素瓶，是个空瓶，废品。瓶子制造工艺相当不错。中国人要评价什么东西，说一声"不错"，那就是相当不错了。你要是还希望听到再高级的评语，几乎是不可能的。掌握的分寸是相当严的。是看中了这只瓶子挺顺眼吗？心里倒是有个小算盘，这只瓶子就与前房角镜差很多吗？那时候从农村医疗队已经回来半年了，总是想着要为基层医院解决前房角镜的匮乏问题。对这只小瓶子没有肯定什么看法，倒是模模糊糊地觉得不妨试一试，回医院这半年来是留意过有什么东西可以代用，要想造一个前房角镜，没有钱，再说技术工艺也不行。半年来一无所获。试一试，怕什么，再说了，还不知道行不行呢？瓶子既然拿到手里，它自然而然就不再是废品了。已经晋升为我的宝贝了。哪里还沉得住气，立即做了一个模型试验，这个模型试验使我大开眼界，这还了得，还真成了前房角镜了。不过，光有模型试验成功不行，必须用活体人眼做试验，才能确定是否真正赢得胜利。

活体人眼试验的顺利成功，在我家的饭桌上完成的这个史无前例的水前房角镜的首次试验，竟然给水前房角镜学的成立并出版11部系列著作吹响了第一声进军号，不可思议。

在2015年5月15日来看，这是合情合理的，好像不那么不可思议。其实，确实是不可思议。1970年，那时候，一只Goldmann前房角镜可是了不起呀，价格昂贵，配在裂隙灯生物显微镜上，基层医院是买不起的，只能望洋兴叹，无可奈何。当时对前房角镜颇有神秘感，一只玻璃瓶子能看前房角，你叫谁能相信。不可

思议，所以，一传出去水前房角镜不能看见前房角就都相信了，一家医院把用兔子做试验的错误试验结果当成了千真万确的事实（文献早有记载，啮齿类动物不能充当前房角镜检查试验的对象，因其没有梳状韧带），水前房角镜在我的8岁儿子眼睛试验取得的成功结果反而在人们心中是一钱也不值了，被当作笑柄。为了在广大农村基层医院推广普及水前房角镜，本想为一本很受基层医院欢迎的中级医学刊物投稿，让大家分享这一急需得到的好办法，因为这一不能看见前房角的谣传而被拒绝刊登。以后经过解释，无人相信，把谣传的错误的消息当成金科玉律，不知耽误了多少基层医院的好事，今天回忆起来，真是不可思议。

　　一只链霉素瓶置于眼球上，从鼻颞两侧通过其瓶口厚厚的瓶口圆就能看见前房角，一次看180°，再从另一侧即可看完余下的180°前房角。基本上与Koeppe前房角镜一致。Koeppe前房角镜是实心的半球状，而水前房角镜用生理盐水将其需要的光路铸成，天衣无缝，惟妙惟肖，光学效果极佳。这只链霉素瓶盛上半瓶生理盐水，医生自30°角向对侧瓶壁内水面观察即可见水前房角镜特有的b像。这个b像的成像方式是反射式，类似Goldmann前房角镜的成像方式。由此可见，区区一只链霉素瓶竟然囊括Koeppe前房角镜和Goldmann前房角镜于其一体之内，不可思议，不可思议，不可思议。

　　这里不展开b像，详见黄树春著《水前房角镜学》72～76页，江西科学技术出版社，2002。

　　b像是前房角镜史上独特的一个前房角镜像，不仅悬空于半瓶水的水面上而且是全圆周的缩影，其前房角轮廓分野更有特殊的分布。区区一只链霉素瓶竟然搞出这样复杂的名堂，不可思议。

　　一只链霉素瓶，一只废品，居然能发展成水前房角镜学，它是眼科学的一门分支学科。今天的水前房角镜有两个型，469-Ⅰ型供检查前房角和检查角膜黄色反射征用，469-Ⅱ型是供前房角切开用，都是经过设计的，但是，归根结底是来自这只链霉素瓶。一个小瓶竟能变成一个宝贝，不可思议。

一个出身于废品的水前房角镜，再怎么厉害也就是让你挤进世界眼科，有你有限的活动的机会，这已经是不可思议的了，还想怎么样？不可思议的是，鼎鼎大名的Goldmann前房角镜竟然沦落为世界前房角镜危机的祸首，不下台不足以平民愤，不可思议，太不可思议了。

若是单凭一个水前房角镜，发动根治世界前房角镜危机的工作，无论如何，是不会成功的。可是，水前房角镜的密藏的第二系统能检查出角膜黄色反射征是无法抵抗的天兵天将，能将潜藏的眼球铁质沉着病的早期病例于茫茫人海中揪出来，这是绝对不可思议的，这是大自然的神奇的绝技，是绝对不能否定的，不管怎样，她的存在是科学，是事实，是人心所向，世界眼科100多年来无论怎样迫切需要此征也未能如愿，就是没有能力把她给发现出来为世界眼科服务，这实在是心有余而力不足，非常遗憾。毕竟是被水前房角镜给带来了此征，是一件多么不可思议的大喜事大好事。可惜的是，Goldmann前房角镜令人非常失望，很不争气，竟然不能像水前房角镜那样也会检查角膜黄色反射征，就是不会，岂有此理，实在说不过去，还是以大局为重，对不起Goldmann前房角镜了，你先休息吧，辛苦了。以一个名扬世界的首席前房角镜竟然败在了来自废品瓶子的水前房角镜手下，不可思议，不可思议，还是不可思议。

一百一十五、水前房角镜学的不可思议正说明它是可以思议的

小博上文讲的是水前房角镜学的3个不可思议，中国人讲究事不过三，讲了3个不可思议，可见其不可思议程度之高。但是，不可思议并非说这件事情不可以去思之议之。与此相反，越是不可思议的事情越是要对其进行深入的研究。种了8年豌豆就能成为遗传学鼻祖？不可思议，如果你有了不可思议的念头就去深入研究孟德尔会发现，不可思议的不是孟德尔，而是作为遗传学鼻祖的确是非孟德尔莫属。这就是否定之否定。第一个否定是孟德尔被否定，把第一个否定了之后就成了孟德尔是遗传学鼻祖当之无愧了。有了否定之否定，对事物的研究就转向了深入。

有了否定之否定，人们就变得聪明了。没有什么是不可思议的，按照已知的套路去套那个在人世间套路中尚未出现过的东西，怎么能不碰壁呢？不可思议的东西也是一分为二，有好有坏，取其精华去其糟粕，就行了。

水前房角镜学的系列著作11部书，全是不可思议的，都有其自己的套路。如果打开吴厚章译的美国G.Gorin等著《裂隙灯前房角镜检查法》（上海科学技术出版社，1963）就会知道这两本书的套路是不同的。水前房角镜学有其向《裂隙灯前房角镜检查法》学习的历史过程，但是，水前房角镜学的11部书的发展结局表明它这几十年的研究正是做的Goldmann前房角镜的掘墓者的工作。这是科学的需要，这是时代的需要。以水前房角镜取代Goldmann前房角镜是拯救世界前房角镜危机的唯一出路。新陈代谢是社会发展的基本规律，科学是不以人们意志为转移的。由此看来，青出于蓝而胜于蓝是自然的现象，若是一代不如一代，人类终归是会自消自灭的。

善于从不可思议的事物中深入研究其本质和技术的超前程度，把这些不畏艰难奋勇向前的时代精英推上马，再扶一程，是领导和伯乐的伟大品格与无敌的力量。

一百一十六、你潜藏，我也藏，且看空手套白狼

你潜藏，是指眼球铁质沉着病的早期，我也藏，是指水前房角镜的角膜黄色反射征藏在水前房角镜的肚子里，绝密，谁也看不见，是"地下尖兵"。空手套白狼，你说它是贬义也行，你说它是褒义也行。现在，一般来说不敢说这个话，怕人家把你当成是骗子，做什么不光彩的事情。

世界眼科地下斗争，其表现为世界前房角镜危机延续不断77年，处于地下状态。你在明面上看，歌舞升平，哪里知道一场没有硝烟的战争正在地下进行。

眼球铁质沉着病是害人失明的危险杀手，它是受伤者不幸被铁质异物崩入眼内。病人自己很难发现，铁异物入眼，因其体积小，高速，温度高，创口损伤轻微，病人只觉得好像眯了眼睛，流几滴眼泪，便没有事了。几次到医院检查，在相当长的时间内，没有任何办法能把早期病例诊断出来，束手无策。这样潜藏下去，失去尽早手术的时机，待到晚期病例发现，黄花菜已经早就凉了，做手术只是"死马当作活马医"，不能挽救视力了。

Goldmann前房角镜因设计缺陷根本没有能力检查出角膜黄色反射征，眼球铁质沉着病的早期病例就在Goldmann前房角镜下大摇大摆地混过了关，结果是只有一条路：失明。1972年水前房角镜发现了角膜黄色反射征，1974年公开发表。在公开发表之前，Goldmann前房角镜没有责任，角膜黄色反射征尚未问世之际，不知者无罪。但是，公开发表后的41年（1974—2015），Goldmann前房角镜冒充能检查角膜黄色反射征，继续漏诊眼球铁质沉着病的早期病例，其责难逃，有悖于人道主义。这里讲的是世界前房角镜危机的焦点，要想解决世界前房角镜危机，必须拿下Goldmann前房角镜，以有第二系统能检查出角膜黄色反射征的水前房角镜为世界眼科服务。

角膜黄色反射征以空手套白狼的盖世英雄的功勋，拯救了世界前房角镜危机，为世界眼科保卫安全，将世界前房角镜领域的工作直接引领到3016年的超前工作平台。

角膜黄色反射征的空手套白狼，千真万确，的确手中只是用的水前房角镜，并没有任何附件，这是为何？真的是空手套白狼吗？在一个强大的诊断武器的背后，没有科学的支撑，是可能的吗？在世界上，没有无源之水，没有无本之木，是可能的吗？不，是不可能的。下次就讲。

一百一十七、看似可能　其实不能

上次博文说，"角膜黄色反射征的空手套白狼，千真万确，的确手中只是用的水前房角镜，并没有任何附件，这是为何？真的是空手套白狼吗？在一个强大的诊断武器的背后，没有科学的支撑，是可能的吗？在世界上，没有无源之水，没有无本之木，是可能的吗？不，是不可能的。下次就讲。"

这次就讲，角膜黄色反射征没有无源之水、无本之木是不可能的。水前房角镜里面是空空如也吗？不，有生理盐水，生理盐水与角膜黄色反射征能不能有关系？一个水前房角镜能汲取Koeppe前房角镜和Goldmann前房角镜两者的精华，凭什么？不就是凭它盛有半瓶生理盐水吗？这太厉害了，这生理盐水的正能量也太大了。

水前房角镜在检查前房角的工作中还需要什么？需要光的照射。那么，这光的照射就不能不考虑了。

水前房角镜在检查前房角的工作时刻，生理盐水与前房水是把角膜上上下下、前前后后、里里外外完全包围起来，在这样的情况下，用光线一照，把角膜照了个通明。这时从角膜光学切面观察到的黄色代表角膜全层的所见；从角膜内圆顶看到的黄色是角膜全部面积的表现。角膜黄色反射征的深浅与铁质沉着的多少成正比，黄色（＋），橘黄色（＋＋），橘红色（＋＋＋）。

眼内铁质沉着在形体方面无法查看到它的行迹，现在，水前房角镜的光和生理盐水联合击破了铁质沉着的颜色缺口，完全突破了它的防线，完成了水前房角镜的角膜黄色反射征的超前的史无前例的早期诊断眼内铁质沉着的里程碑，对世界眼科做出了卓越的贡献。

表面上角膜黄色反射征的背后没有什么力量助它一臂之力，它是无源之水，无本之木，其实，它的发生机制是从未有过的，水前房角镜学向大自然请来的"光-组织化学反应"，在世界化学词典里是没有这一术语的，因为此乃水前房角镜学的首创。

一百一十八、根治世界前房角镜危机现代小戏《空手套白狼》

昨天，2015年5月16日，在新浪博客上发表了"你潜藏，我也藏，且看空手套白狼"的博客，发表后4分钟103名网友赐阅。人家博客一出，百万观众，我只是万分之一，我为他们高兴，也和他们一样高兴。

我突然发现，原来这一年多来，写的300篇博文竟然是为一出现代小戏《空手套白狼》准备的资料。郝岩的《王大花的革命生涯》我很喜欢，只是感觉，读了评论家的文章才知道，好是因为有6点突破。昨天写了"且看空手套白狼"忽然明白起来，若是《空手套白狼》能在电视上那么一演，对解决世界前房角镜危机和巩固根治世界前房角镜危机的成果，将是莫大的支持。

人们看电视，只要是剧本好、导演好、演员好，谁不愿意看。不但国内看，说不定再得个什么世界电影金奖，可就是为根治世界前房角镜危机帮了天大的忙了。这是一个梦想，能空手套白狼，不能空手套电视啊。

在世界上，正在上演一场世界前房角镜危机。因为它不是世界经济危机，所以，关注的人不多。Goldmann前房角镜一个1938式的世界首席前房角镜，沉睡了77年，世界前房角镜危机也就延续了77年。该镜不能控制眼球铁质沉着病的早期诊断，任其漏诊，使之失去尽早手术的时机，无辜陷入失明的深渊。这就是世界前房角镜危机的焦点所在。这关系到无辜失明。世界眼科是干什么的？是防护眼睛救治眼病的科学。这样一门科学竟然允许Goldmann前房角镜为所欲为，干这样的伤天害理的事情，不可思议。以前由于科学水平的限制，没有查知，也就罢了，现在，水前房角镜学，冒着天下之大不韪，"敢于把皇帝拉下马"，公开提出了世界前房角镜危机，直指Goldmann前房角镜的不人道主义的罪过，是关系到世界眼科的实事求是、声誉以及其发展和前途的严重问题，不可等闲视之，世界眼科何去何从，尚望三思。

这出《空手套白狼》的小戏，不可思议。眼球铁质沉着病是一个不杀死眼睛绝不罢手的杀手，1938式的Goldmann前房角镜不能检查出它的早期病例任其漏诊，使该镜无法向世界眼科和病人交代，不能不下台，以谢天下。

水前房角镜用什么新式武器战胜了Goldmann前房角镜？说起来，让人笑掉大牙，竟然是空手套白狼。空手套白狼居然有这么大的能力，居然有这么大的魅力，那岂不都要空手了。

说是空手，的确也看不见任何附件装备，水前房角镜真是绝了，就真是空手套白狼了。这不是演戏，这是活生生发生在当今世界上的正在进行还没有结束的真实故事。

一百一十九、空手套白狼的谜底——光–组织化学反应

空手套白狼的戏剧性提高了人们的兴致，它的科学性让人们知道，空手套白狼恰恰是超前的科学。它是水前房角镜学的自产的东风。若是借东风，那是很危险的，如果不是自己能生产东风，靠外援，说不定在什么环节上就会出问题。要解决根治这个世界前房角镜危机的现实问题，非要有自己能呼风唤雨的硬功夫才行。一个现代的高级实用的手术室一定要有自己的高级发电机，以防不测。这就是自己能发电。水前房角镜需要东风，助一臂之力。

水前房角镜极其简单，它的工作范围就局限于半瓶生理盐水之内，你让它怎么生产出东风？车到山前必有路，有道是，天无绝人之路，水前房角镜就地取材，以体内的水和检查时提供的光线自然形成了谁也看不见的"东风"，如果没有这样的"东风"，空手套白狼的小戏是无法上演的。

说起来，让人觉得，就一个水字解决了多少问题。1970年从一只链霉素瓶加上半瓶水就开始了建立眼科学的分支学科的奋斗，其间竟有24项世界第一自动前来加盟，出版了11部水前房角镜学系列著作，直至2015年《根治世界前房角镜危机非水前房角镜莫属》（辽宁科学技术出版社，2015）发起根治世界前房角镜危机，不就是一个水字吗？你水前房角镜学除了水还有什么？

区区半瓶水，横冲直撞，空手套白狼，让Goldmann前房角镜不堪一击，解决世界前房角镜危机，竟然是空手套白狼。水前房角镜半瓶水根治世界前房角镜危机，Goldmann前房角镜仅仅是没有水而失去世界前房角镜首席的光环。啊！水是不能须臾离开的，你看，有水者得科学，无水者失科学。空手套白狼不是别的，正是超前的科学：原来，水前房角镜是利用了它的体内自然发生的光–组织化学反应，来完成角膜黄色反射征的检查。这个

193

光–组织化学反应就是空手套白狼的谜底。附带说一下，这个光–组织化学反应是笔者的发现，是水前房角镜学24项世界第一之一，本反应由笔者命名。

空手套白狼的谜底一出，"空手套白狼"小戏就该谢幕了。谢谢大家。

一百二十、空手套白狼笑对大千世界

巧妇难为无米之炊，我不是巧妇，大概能做无米之炊。无米之炊没有做出来，倒是来了一出空手套白狼。按说，世界眼科人才济济，哪一位医生没有两下子。也许他们共性的东西太多，个性的东西太少，所以，你能做的我都能做，你不能做到的我也不能做。这样，彼此彼此。两个人都一样，就不是两个人了。就是一个人。这样起码就削弱了50%的力量。如果这里有10万人，都一样，那就是只有一个人了。这可怕不可怕？太可怕了。可见百花齐放、百家争鸣的方针是多么伟大多么正确。

我工作的医院小，没有人工作不行，我如果亦步亦趋，向大家看齐，努力做到与大家一样，那我这个人事实上也就不存在了。没有独立思考是最危险的，没有自力，何谈更生。应当是，你有的，我要有。你没有的，我也要有，这样，我这个人在，思维也在，事情就好办了。

空手套白狼体现的是你没有，我要有。一般认为，空手套白狼，没有绳子是无法实现的。

水前房角镜学空手套白狼不是没有绳子，而是有一条无形的绳子。只要你白眼狼被我水前房角镜罩住，你就休想溜掉，你白眼狼被捕了，带下去吧。

上北京去，不一定非得走一条路，条条大路通北京。眼球铁质沉着病的早期诊断之所以不能解决就是一条道走到黑，撞到南墙也不回头。总是在铁质沉着的形体方面不断地搜索，撞了南墙无数次，也不知道换一个方向。水前房角镜没有别的什么高明之处，无非就是放弃了从铁质沉着的形体方面的搜索，而是从铁质沉着的颜色方面加大搜索的力度。铁质沉着与黄色不可分，抓住了黄色就是抓住了铁质沉着。一个空手套白狼，在检查前房角的同时无须特殊操作就轻而易举地将白眼狼拿下。看见这出根治世界前房角镜危机小戏《空手套白狼》谁不高兴。踏破铁鞋无觅处，得来全不费功夫。水前房角镜其貌不扬，不声不响，静悄悄地就把百多年来不能解决眼球铁质沉着病的早期诊断问题给彻底解决了。这样超前的、实用的、独特的给世界眼科医生申请了生命预支卡的、讨人喜欢的、爱不释手的水前房角镜和角膜黄色反射征，请上座。

一百二十一、根治世界前房角镜危机小戏《空手套白狼》保世界眼科平安

《空手套白狼》这出小戏无疑是个"小放牛"，剧情简单，戏点突出，《空手套白狼》这个剧情把根治世界前房角镜危机的实际情况表演得惟妙惟肖：根治世界前房角镜危机就是《空手套白狼》，《空手套白狼》就是根治世界前房角镜危机。把隐蔽运行77年的世界前房角镜危机的根治任务用空手套白狼的神奇操作一气呵成。

人们爱看《空手套白狼》是出于正义，正义在空手一边。人们赞美是出于同情，在白狼面前，赤手空拳也要套住白狼。人们感慨是出于有志者事竟成的鼓舞。空手令人担心，套住白狼不可思议，谜底揭开，为科学欢呼，超前的绝技不可阻挡。

有《空手套白狼》保卫着世界眼科，世界眼科无恙矣。

《空手套白狼》的"票房价值"是什么？是结束世界前房角镜危机，使无辜失明者得救，爱病人，爱正义，为中外医学交流贡献力量，这是不能用金钱来衡量的。欢迎转载，希望更多的人能看到《空手套白狼》。谢谢大家。

一百二十二、《空手套白狼》体现了水前房角镜学超顶级科学发现的魅力

《空手套白狼》不是赌场上那个耍人的鬼把戏。在学术界，在医学科学界，在科学的殿堂，在高手如林的世界眼科学界，在国内外的名流和男女老少朋友们的视线下，不是艺术的创新，而是科学的超顶级的称得起一项世界第一的新发现，通过空手套白狼从容地拯救了延续77年的世界前房角镜危机，给世界眼科送来了一道护身符，抗击外邪侵入，永葆青春，这是人见人爱的科学救危机的一出根治世界前房角镜危机小戏。

戏是小戏，来之不易。一个眼球铁质沉着病的早期诊断问题，是关系病人能不能保住眼睛，免于失明的严重问题。就是这个问题，世界眼科10万大军100年解决不了，其难度可知。为什么高手如林的世界眼科在这个问题面前束手无策呢？关键在哪里？科学在发展，这个问题是应当能够解决的。"山不转水转"，西方不行，转到东方。既然全世界都不行，那中国可就不客气了。中国偏了世界各国了。这"偏了"是东北方言，是很客气的意思，但是，又有当仁不让的毫爽。中国偏了世界各国，靠的是什么？其实，要论设备，中国还没有超过外国的水平，那靠的究竟是什么？这样一个世界性难题，100年解决不了，显然，是方法不对，方法有问题。路不止一条，为什么多次，多次撞了南墙不回头呢？搞科研，脑子灵活一点，换一条路，换一个方向，也许就迎刃而解了。空手套白狼就不是在搜寻铁质沉着的有形方面下功夫，不走老路，改在有色方面下功夫。在有形方面用千钧之力也不如在有色方面用一发之功。一般来说，千钧一发是指情况紧急，形势严峻，而这里说的一发千钧却是柳暗花明，出一发而取千钧。胜利在哪里？胜利就在这一发之中。我搞这水前房角镜，从已出版的11本书来看，并没有先见之明，都是马后

炮，空手套白狼是我最喜欢的，上演43年了，今天才给她说了一句：空手套白狼是科学与艺术相结合的杰作。

水前房角镜中的确是没有什么附件埋伏其中，是真的空手套白狼，真的如此，那不是会叫白狼给吃了吗？京剧《空城计》城里真是没有雄兵10万，但是，现代《空手套白狼》小戏却不能不设雄兵百万！这是面对根治世界前房角镜危机的10万世界眼科医生的期望，这部小戏只能唱好，不能失败。既然如此，那就只能动用中国医学科学的压箱底的撒手锏，把钢放在刀刃上，背水一战，风萧萧兮刀光寒，壮士一去兮载胜还。不真刀真枪，空手套白狼能打胜仗吗？不用担心，水前房角镜内已经埋伏了一条看不见的神索，早已等候多时，白狼一出现，保它有来无回。

科学的力量是无穷的。100多年来，前房角镜就是检查前房角的，天经地义，没有人说它是错误的。如果前房角镜因不能检查出眼球铁质沉着病的早期病例，不能解决眼球铁质沉着病的早期诊断问题，而给前房角镜定下一个罪名，谁能接受？前房角镜哪里受得了这个委屈，冤枉死了。但是，1972年，世界眼科史的历史改写了，水前房角镜，不仅能检查前房角，而且，确实有能检查出眼球铁质沉着病的早期诊断的决定性体征——角膜黄色反射征，这样一来，Goldmann前房角镜不能检查出角膜黄色反射征，毫不含糊，世界前房角镜危机的罪名成立，免职下台，不准上诉。

这就是说，科学的发展迅速，人的大脑落后于时代，旧皇历不能用了，不能埋怨历史的无情，你跑步跟不上只好乘坐"空手套白狼号"水前房角镜包的生命预支卡的飞船到3016年上班去吧。

一百二十三、不可思议——科学进步
无可思议——科学停滞

空手套白狼，不可思议，唯其不可思议，才知道原来科学已经进步到了如此的程度，令人刮目相看。一个项目，一篇文章，才高八斗，挑不出毛病，令人无可思议，以为是篇上好文章，再思，三思之后，忽然发现，八面玲珑，无可思议，又有何用，没有什么值得思议之处正是科学停滞的反映。

Goldmann前房角镜，1938年问世，没有任何不可思议之处，怎么看都合理，怎么看都无可思议，讨人喜欢，受人尊敬。不查不问，77年过去，经不起风雨，见不得世面，一触即溃，源于其内涵空虚，胸中没有雄兵百万，空手套不住白狼，被水前房角镜战而胜之，退出历史舞台。

不可思议不能成为一个规矩，但是可以成为一条线索。只要是能引起不可思议，就是架起一个沟通的桥梁。查一下来龙去脉。不可思议，不管怎样最终都要归根结底落实在一个焦点上。落不到实处的是虚幻，科幻的作品不在临床医学范围之内，放在一边。

一查，水前房角镜学有几十篇文章，中国外国都有，还有11本书，都是正式出版的。不是无源之水、无本之木，那还是不可思议的。他提出的世界前房角镜危机，没有人提过。杂志上发表的无可思议的文章大多数是你有我也有，不过我比较进步一些，这就是难得的了。突然冒出来一个不可思议的，这还了得，扔废纸篓里是在数难逃的。

所以，要给不可思议正名，不可思议不是坏事，世界上若是总没有不可思议，只是清一色的无可思议，科学就停滞了。要保护不可思议，要爱护不可思议，不要拿不可思议作为理由去埋没不可思议，这个理由是不成立的。那个水前房角镜和角膜黄色反射征，实用，管用，实实在在的东西，给多少，要多少，哪里有什么不可思议？这是应当能做到的事情，只不过先走了一步，有什么大惊小怪的，有什么不可思议的？少见多怪了。一个人的正能量是有限的，一个人在科学上无论如何是不能包打天下的。不能包打天下，但是，愚者千虑亦有一得，可能这个一得正是智者千虑而没有得到的，大千世界什么事情不会发生啊。

一百二十四、人微言轻但科学要求对事不对人

说世界前房角镜危机是个怪现象，没有错，太怪了。眼球铁质沉着病的早期病例在Goldmann前房角镜下检查不出来角膜黄色反射征而漏诊，这只漏诊的眼睛只能陷入失明，也就是说，瞎定了。这是世界眼科的悲剧，不是什么正常的事情。拙作《根治世界前房角镜危机非水前房角镜莫属》（辽宁科学技术出版社，2015）彻底揭穿了Goldmann前房角镜不能检查角膜黄色反射征41年，使世界眼科及其病人蒙受了莫大的屈辱和损害，相关病人瞎了多少眼睛。这件危机事件的处理，迫在眉睫，不容坐视。在新浪博客发博文625篇，谈的都是世界前房角镜危机，这是一项公益事业，如此热心向世界眼科进言，可以说是空前的。也许世界眼科没有精神准备才有些不知所措吧。水前房角镜学系列著作的第7本书《水前房角镜学23项世界第一》（英文版）（辽宁科学技术出版社，2012）、第8本书《以水前房角镜学23项世界第一的名义呼吁全世界眼科前房角镜升级》（辽宁科学技术出版社，2012）、第9本书《水前房角镜在全世界眼科使用的必要性》（辽宁科学技术出版社，2014）都是建议世界眼科采用水前房角镜的。7、8、9这3本书良言说了几十万，常言道，事不过三，这第10本书《根治世界前房角镜危机非水前房角镜莫属》（辽宁科学技术出版社，2015）可以表明作者的诚意。书中直言不讳，是科学的需要，只有说真话说实话才是科学的需要，就事论事，我与诸公99.999 999 99%素不相识，谈不到对人，若非要谈到人，这就是"以文会友"，如此而已。

一百二十五、逛趟超市水前房角镜就办好了

世界前房角镜危机已经真相大白，现在急需做的工作不是再讲道理，道理早就讲清楚了。如果只讲不做，那冤枉的失明者怎么办？是非已经分明，只限于演讲不行，打开天窗说亮话：请大家行动起来，把你用的那个Goldmann前房角镜撤下来，换上水前房角镜，立即大功告成。

这得多少水前房角镜？这不成问题，我早已提出了"撒豆成兵"之术，只是人们没有注意罢了。车到山前必有路，给大家准备的锦囊妙计早在2009年，7年之前就公开发表在拙作第5本书《水前房角镜学手册》（辽宁科学技术出版社，2009）的47～48页，书到用时方恨少，现在书店里这本书可能有货不多，早下手也许还能抢到一本。这本手册想得很周到，急需这个水前房角镜，竟然没有办法马上拿到，不急人嘛。现将该书原文列下。

"如果您不想买469-Ⅰ型水前房角镜，先试后买，那就选一只玻璃酒壶。这只玻璃酒壶要求开口处外口径34毫米，壁厚1.0毫米，透明度高，内外壁光滑，无凸凹不平，开口处近似球形。从市场买来这样的玻璃制品，就是一只简易的水前房角镜。'检查前房角是一件严肃的为病人服务的科学工作，来不得半点的马虎，怎么就用市场上买来的这么一只普普通通的玻璃酒壶来检查，岂不令人笑掉大牙'且慢，不必担心，少安毋躁。这只简易水前房角镜检查前房角的效果包您满意，连日本眼科教授也满意。早在1981年此玻璃酒壶就已经与469-Ⅰ型水前房角镜一道东渡日本，发表在日本《临床眼科杂志》上。"

这是一个应急的临时措施，正规的469-Ⅰ型水前房角镜是必需的。这项临时措施符合先看后买，如果买不到，就到正在使用的附近的单位看一下，就肯定会下决心设置了。

有什么问题请寄信：116033 辽宁大连市甘井子区迎客路7号10号楼4-10-2 黄树春收。

一百二十六、我问你：有人也用空手套白狼把你套下怎么办

你这位同志问得高，就是高。你提的这叫"以其人之道还治其人之身"。你看，我轻轻地空手这么一套，就将这白狼给套住了。其实，就是这么弹指一挥间就把Goldmann前房角镜拉下马，太容易了。天下竟有这样神奇的故事，妙哉，怪哉。要想依样画葫芦，用空手套白狼把我套下，可是，这是办不到的。为什么办不到？你能办，别人就不能办吗？问得好。只不过忽略了一件事，就是我掌握了空手套白狼的后台。这个后台原来是光-组织化学反应，它对人体非常娇嫩的角膜无伤害。是光-组织化学反应套住了眼球铁质沉着病的早期病例。这个强大的后台不是请来的，而是黄树春发现的。是水前房角镜学的24项世界第一之一。空手套白狼表面上是空手，实际上是有一条神索，就是这个光-组织化学反应。

要想知道水前房角镜学的23项世界第一，很容易。第6本书《水前房角镜学23项世界首创的精髓》（辽宁科学技术出版社，2010）和第7本书《水前房角镜学23项世界第一》（英文版）（辽宁科学技术出版社，2012）都是讲23项世界第一的。

2015年5月19日新浪首页、搜狐新闻、网易新闻、凤凰资讯、军事中华网，2015年5月21日和22日这两天在搜狐新闻、网易新闻、凤凰资讯、军事中华网、环球新军事、军事头条等网络媒体上又看到了京东商城给《水前房角镜学23项首创的精髓》和英文版《水前房角镜学23项世界第一》两本书做的广告。

谁若是能查出来水前房角镜学的11本书是从哪里抄来的，黄树春就被套下了。不用说，那是不可能的。

一百二十七、不要犹豫

世界前房角镜危机是存在了77年，这是一个铁的事实。这是客观事实，不要犹豫，一个人的身体看起来健康，也确实有人会得病，没有什么值得犹豫的。

水前房角镜学向世界眼科提出了要根治世界前房角镜危机，一个医生读大自然大学发表11部书，都是给大自然打的收条。以第10部书《根治世界前房角镜非水前房角镜莫属》（辽宁科学技术出版社，2015）正式向全世界10万眼科医生提出拯救世界前房角镜危机的方案和措施，这是一项公益活动，直接受益者是眼科医生、相关病人和世界眼科。做一件好事，不必犹豫。

水前房角镜学对外交流符合国家政策。11部书的出版均有国际书号，由正规出版社出版发行。这11部书来自临床、服务临床，从乡村小镇的诊所到世界名牌大学眼科都能用得上。在乡村小镇诊所这水前房角镜是一个实用的好器械。在大学眼科、在眼科研究院，水前房角镜是一个里程碑，它成了世界眼科前房角镜领域的领头雁，不可多得的眼科之宝。对此，也不必犹豫。不怕不识货，就怕货比货。让一个乡村小镇诊所认为水前房角镜是实用的好器械就很不错了。如果一个眼科研究院不能认出水前房角镜是一个领头雁，他就不是研究院了，高瞻远瞩，没看人家是干什么的，一眼就看定了，这是不可多得的眼科之宝。不必犹豫。

"没有看见别人这么说，是你自己这样说的。"实在是不好意思说，2007年纪念前房角镜100周年，有一篇很有分量的十几名作者署名的文章，提出了"将来获取诺贝尔奖者非树春主任莫属"。是我审稿，一笔删除，出了一身冷汗。杂志正式刊登时，删除落实了，我的心也就放下来了。你别看我自己说什么，那是一到国外，人家就把你当成是中国人的代表了，原因是看不到别人，你的书就是中国人的代表的书了。该写的你不写，最后是有损国家的利益。

没有什么可以犹豫的了，是好东西，不用，这才是值得担心的问题。遇见不明白的问题，不看原著，去打探小道消息是不好的习惯。你去打听没有看过本书的人，有什么用呢。究竟谁是权威？11本书，不涉及别的学科，只就水前角镜来说，它们就是权威。看也没有看过本书的人是权威不假，懂得很多东西，但是，既然没有看过本书，何谈本书的权威。看过本书才有发言权，这个要求是合理的吧。

逛趟超市就把水前房角镜办好了。过年办年货，这里当然是办水前房角镜了。从这一细节的安排可以看出，有没有"安得广厦千万间，大庇天下寒士俱欢颜"的味道。这本书是给全世界眼科医生写的，看看中国作者的胸怀吧，为了根治世界前房角镜危机，能拿出这个锦囊妙计，也算可以了吧。这不是在炫耀"艺高人胆大"，而是对大自然赐下的馅饼简易化，跑趟超市，太容易了，办个水前房角镜太容易了。先试后买，服务水平怎样，还可以吧。

就凭有"安得广厦千万间，大庇天下寒士俱欢颜"这样的热心，你还犹豫什么？

一百二十八、黄树春著《根治世界前房角镜危机非水前房角镜莫属》目录

黄树春著《根治世界前房角镜危机非水前房角镜莫属》一书已由辽宁科学技术出版社于2015年1月出版发行，它是根治世界前房角镜危机的策略和实施方案。本书的出版就意味着根治世界前房角镜危机的胜利，它以科学和道义无敌的力量摧毁对Goldmann前房角镜的迷信，铁证如山。Goldmann前房角镜设计缺陷，不能检查出角膜黄色反射征，却冒充能检查出角膜黄色反射征41年，无法交代其漏诊眼球铁质沉着病早期病例的违背人道主义的犯罪行为（虽然不追究其法律责任，但是，批判其伪科学，不讲医德，愧对世界眼科的信任，罪责难逃）。Goldmann前房角镜必须下台，以谢天下。水前房角镜必须上台以拯救世界前房角镜危机。2015年5月22日我在新浪博客上发表了《逛趟超市水前房角镜就办好了》这是一个临时性措施，因为事关全世界眼科医生，不是中国一国需要，全世界眼科都需要，不用这种"撒豆成兵"的快捷处理妙计，如何面对世界眼科。买一个玻璃酒壶（已经开出规格，不合格者勿购）平安地度过过渡时期，不失为上策。这样，争取到了时间，再设置469–Ⅰ型前房角镜不迟。这个应对急需水前房角镜的锦囊妙计早就为世界眼科准备好了，没有保密，在黄树春著《水前房角镜学手册》（辽宁科学技术出版社，2009）一书47~48页即有记载。为了让大家过一把书瘾，将第10本书目录列下，请大家笑阅。

黄树春著《根治世界前房角镜危机非水前房角镜莫属》
目　录

一百二十九、怎样用水前房角镜检查前
房角

1. 去了一趟超市，办回来的水前房角镜（代用品），先用肥皂水里里外外擦洗干净，用棉球，不用纱布，以免损伤留下划痕。用自来水将玻璃酒壶里里外外冲洗干净。

2. 将玻璃酒壶灌满75%酒精，5分钟后回收酒精，用自来水充分冲洗，到没有酒精味为止。加入灭菌生理盐水，其水量达酒壶的1/2，看似较多，其中有安装时水流失的备份。这样的处理方法排除了感染，外科医生刷手后在75%酒精桶中泡5分钟即达到消毒标准，中国眼科医生使用水前房角镜就按此法消毒，10万例无感染，可说是经过了考验，可以放心了。用自来水即可，其秘密是用量充分，不必担心，无须用凉开水，故特予交代，用自来水于酒精消毒之前，用酒精消毒在后，再用自来水充分冲洗，一定不能残存酒精味，角膜娇嫩不可掉以轻心。

3. 在前房角镜工作台上绝对不准放置生理盐水以外的任何液体，防止误用，烧伤眼球。

4. 不需要暗室。

5. 卧位。诊断床离开墙壁，以便从鼻颞两侧观察。

6. 用电灯和手电筒均可，在农村晴天，室内合适位置，利用天然光照也可查见前房角。

7. 用4倍放大镜观察，一定要用4倍，绝对不准用其他倍数，没有商量的余地。其他倍数的放大镜不能很好地观察前房角，此点医生往往忽略而埋怨水前房角镜光学效果不佳。最重要的是要掌握好放大镜的微调，有人拿着4倍放大镜就是不能看见前房角，我给他微微一动放大镜就看见了前房角。

8. 照明的方式。眼科惯用的照明方式是斜照法，但是，斜照法不适合水前房角镜检查，水前房角镜学为了充分发挥照明的作用，自创了直照法。其方法是，将光源置于水前房角镜之直上方，离开水前房角镜的平的底面30厘米，这样，光线垂直进入眼内，经过角膜内面、晶状体前囊、虹膜、前房水、前房角各细节的折射和反射，使前房角360°圆周整个被强化照明，而且没有死角，为检查和拍摄前房角彩照提供了方便。光源在上边不影响照相机抢占最好位置。

9. 病人平卧在诊断床上，以检查右眼为例，病人向右转头，医生将盛好灭菌生理盐水的水前房角镜轻轻扣在外眦以外的皮肤上，轻轻按住以防流水，将已经流到脸上的水用小毛巾吸干。病人头部恢复正位，医生将水前房角镜轻轻滑移到眼眶上，水前房角镜即安装成功。将水前角镜交给病人，左手握住水前房角镜体中部（检查左眼为右手，给医生让开观察的视野），病人看正上方天花板即可。需要时病人眼球可随时按医生手指指令转动眼球。

10. 检查及拍摄彩照后，医生手托病人后头部轻轻帮助病人坐起，取下水前房角镜（即时清洗、消毒）。

11. 记住，冬天生理盐水要温度合适，不凉不热。

12. 不用表麻，检查完毕，结膜囊内滴入0.25%氯霉素滴眼液2滴。

一百三十、外国至今不知道根治世界前房角镜危机，需要出《再论根治世界前房角镜危机》

黄树春著《根治世界前房角镜危机非水前房角镜莫属》，辽宁科学技术出版社，2015年1月出版发行。北京市各大书店和网上书店都已经摆到柜台上1个多月了。这本书是中文版，但是，为了外国人也能知道一个必要的梗概，在本书的第三节特别安排了英文一节：In order to cure the world gonioscope crisis of Goldmann gonioscope，hydrogonioscope is the only choice. 其中文的意思就是根治世界前房角镜危机非水前房角镜莫属。参考文献有的条目本来不必用英文，也为了让外国人知道个大概就用了英文。

中国人出的书，虽然是关于根治世界前房角镜危机的大事，外国人很难知道，他们不知道中国这本书涉及世界各国眼科的根治世界前房角镜危机，在世界医学交流中占有头等的重要地位，他们不知道，中国眼科的水前房角镜和角膜黄色反射征是世界医学的宝贵的发明和发现，没有这些中国发明发现，世界眼科前房角镜领域将永远停滞在1938年，这是每天都有无辜冤枉的眼球铁质沉着病病人陷入失明的1938年，这样的黑暗将永远存在。这是多么可怕的事情。

2014年1月6日笔者在新浪博客发表了《落后的外国前房角镜与超前的中国水前房角镜科学之争》的文章，2015年5月23日美国博客全文转载了笔者的这篇博客（www.meiguousa.com/thread-217540-1.html）。

2014年2月24日笔者在新浪博客发表了"外国前房角镜百年沧桑由胜变负"的文章，2015年7月11日美国博客全文转载了这篇文章（www.meiguousa.com: 81/thread-2174-1.html）。他们不晓得，世界前房角镜危机如果不进行根治，世界眼科就没有光明之日，每一天都处于黑暗之中。根治世界前房角镜危机不仅仅是中国的事情，是中国的眼科绝技给世界各国眼科提供的拯救世界前房角镜危机的诺亚方舟。光有好心不行，确实是普天下包括世界各国在内，无人能拯救世界前房角镜危机，因为没有绝技。世界上没有哪一个骗子花了45年的时间出版了11本书就是为了欺骗世界各国眼科医生的。这11本书的著者都是黄树春，极其简要地介绍书的作用，是该文的主要内容。美国博客转载该文于"文化知识论坛"，说明他知道11本书的价值。

外国在中国的记者有义务向其国家介绍世界眼科前房角镜危机的情况，这是每一个国家都要关心的问题，写了11本书的人是关心世界各国的眼科建设的，拿了大自然馈赠给世界眼科的天上的馅饼送给世界眼科，这是多么美好的以文会友啊。

一百三十一、宁要瞎人眼Goldmann前房角镜不要救人眼水前房角镜—— 一大悲剧

世界上的悲剧不少，但愿悲剧越来越少，大悲剧尤其令人难以忍受。对待世界前房角镜危机如果执意顽抗，真的就要不停地看大悲剧了，可怕的就是这一点。在世界上第一个提出世界前房角镜危机的"敢把皇帝拉下马"拯救、根治世界前房角镜危机的专著——黄树春著《根治世界前房角镜危机非水前房角镜莫属》已由辽宁科学技术出版社于2015年1月出版发行。本书给世界眼科带来了根治世界前房角镜危机的万无一失的方案和改造前房角镜领域的具体的唯一可行的具体措施。这无疑是一件既利病人又利医生的百年大计。这本书直言不讳，举出了Goldmann前房角镜不能检查出角膜黄色反射征已经是废品，应当予以淘汰的铁证。铁证如山，没有人能推翻此一铁证。

美国博客于2015年5月23日转载我的新浪博客《落后的外国前房角镜与超前的中国水前房角镜科学之争》（2014年1月6日新浪博客），只是列举了水前房角镜学系列9本书，这个第10本书《根治世界前房角镜危机非水前房角镜莫属》不在之列，是2015年1月才出版的。美国博客转载的这篇新浪博客已经收入本书。

为什么要说明落后的外国前房角镜与超前的中国水前房角镜之间是科学之争？有这11本书为证，我们讲的是科学，你Goldmann前房角镜为什么必须被淘汰，这11本书不是游记，全是从大自然背回来的科学记录。我与你Goldmann大师未曾谋面，谈不到人事关系，你该不该下来，全是唯科学是听，如此而已，岂有他哉。

不要感情用事，不要拘泥于旧事，不支持根治世界前房角镜危机，就是还要看今天本应当不再上演的这个世界眼科的大悲剧，世界前房角镜危机不停，这个大悲剧就不会停止，一直上

演下去，这样，谁能受得了啊？恻隐之心人皆有之，我想，如果Goldmann大师今日犹存，他是会听从科学的安排的。

　　美国博客于2015年7月11日转载的我的新浪博客"外国前房角镜百年沧桑由胜变负"的文章（2014年2月24日新浪博客），说明他们是讲科学的，是讲道理的。

一百三十二、根治世界前房角镜危机是世界眼科的一项重大改造工程

　　根治世界前房角镜危机是世界眼科的重大事件。根治世界前房角镜危机是世界眼科的一项重大改造工程。这一世界眼科由黑暗面Goldmann前房角镜掌控77年，病入膏肓，能得到这次根治世界前房角镜危机，是眼科医生和相关病人的万幸。为什么说是万幸？因为这是千载难逢的机会。

　　看一下水前房角镜学45年的研究过程。

　　1. 1970年6月黄树春拾起一只华北制药厂的链霉素瓶。如果没有这一拾遗，就没有今天根治世界前房角镜危机的可能。

　　2. 拾起瓶子的当天就做了模型试验，查看这只瓶子有没有可以利用的可能。这一模型试验简单，但是高级，它包含了虹膜、瞳孔、前房角，将此模型贴在原瓶的橡皮盖内面上，瓶子里加入半瓶水，将有虹膜、瞳孔、前房角的原瓶盖扣回原瓶，按紧，不漏水。这个模型试验是水房角镜学的起源。没有这一模型试验，哪里会有什么根治世界前房角镜危机。

　　3. 8岁小儿子成为正式临床科学试验的对象，试验结果看到了理想的前房角镜a像和b像。b像是前房角镜史上的前所未有的新的水前房角镜特有的前房角镜像。没有8岁小儿子的贡献，哪里会有今天的根治世界前房角镜危机？

　　4. 1972年10月28日，角膜黄色反射征之父（中国工人，眼球铁质沉着病病人，没有出过国，没有看过外国医生）将角膜黄色反射征送给了黄树春。角膜黄色反射征是水前房角镜的第二系统，专门早期诊断眼球铁质沉着病，是大自然赐给世界眼科的超前科技绝技，没有角膜黄色反射征的从天而降，不可能发现世界前房角镜危机，何谈根治世界前房角镜危机。

　　正是因为Goldmann前房角镜设计缺陷，不能查出角膜黄色反

射征，而失掉了作为前房角镜上岗的资格。该镜首创于1938年，原封不动，一成不变，它历经77年的沧桑，如今，万象更新，同是前房角镜，水前房角镜已经不仅有检查前房角的第一系统，而且，有了第二系统即专门检查角膜黄色反射征早期诊断眼球铁质沉着病的第二系统。这个第二系统就是前房角镜的上岗证，也就是说，今天，没有检查角膜黄色反射征能力的前房角镜已经成为废品。

5. 提出根治世界前房角镜危机的方案和措施的水前房角镜学第10本书是建立在前9本书的基础之上的，没有前9本书的出版，就不可能有第10本书的出版。

水前房角镜和角膜黄色反射征与世界眼科结下了不解之缘。从1970年开始怎么也不能想到为世界眼科服务会起到这样大的作用，今天，2016年，说什么也要帮助世界眼科将根治世界前房角镜危机的根治进行到底。

一百三十三、貌似简单　实则神奇　杯水平天下

危害世界眼科的世界前房角镜危机，存在了77年，如果不是水前房角镜学首次提出来，这个世界眼科就风平浪静，什么事儿也没有，你好我好，大家都好，这多好。可是，不料水前房角镜学竟然哪壶不开提哪壶，把一个大好局面给弄乱了。你说你，有什么本事也行，就有一个水前房角镜，和Goldmann前房角镜——世界前房角镜之王就斗起来了。人家Goldmann前房角镜三朝元老，人家是龙王，水前房角镜你是乞丐，一场龙王乞丐斗宝的大戏就这样开场了。有看头，如果龙王不给乞丐一点厉害，你水前房角镜也不知道本龙王的本事有多大。本龙王的人气大，还用拿什么宝贝，一人一口吐沫就把你淹死了。你退下去吧，不知者不怪罪，本王不和你一般见识。看来，这出戏是看不成了。

岂不知龙王的免战牌不管用，水前房角镜祭起了角膜黄色反射征，等了一阵子，龙王实在拿不出来任何宝贝，只见裁判员宣布：1∶0，水前房角镜胜。

一个角膜黄色反射征，是何方宝贝？龙王拿不出来，可知这角膜黄色反射征真是非人间之物。不错，此角膜黄色反射征乃大自然大学镇校之宝。笔者留学大自然大学多年，何以为证，此征是也。此征暗藏于水前房角镜腹中，平时真人不露相，因为谁也看不见它，只见水前房角镜，根本看不见这个水前房角镜的第二系统，专门缉拿早期铁质沉着病的暗藏侦查员。一旦早期铁质沉着病处于水前房角镜的视野之中，立即呈现角膜黄色反射征阳性，暗藏的铁质沉着病早期病例就再也逃不掉了（不能漏诊了），此例即获得早期抢救处理而保住了有用的视力，离开了失明的陷阱，彻底摆脱了铁质沉着的追杀。

角膜黄色反射征，在古今中外没有先例，它之所以能被水前房角镜发现，是因为它们是天然的"母子"。如果没有水前房角

镜投身到眼科临床工作，此征即不能被发现。如果没有水前房角镜的发明，那么，角膜黄色反射征就永远不会来到人间。由此看来，没有水前房角镜和角膜黄色反射征来到人间，那个Goldmann前房角镜诊断就没有任何过错了。它的任期永无完结之日。没有水前房角镜和角膜黄色反射征的发明发现，世界眼科将在前房角镜领域永远落后下去，眼球铁质沉着病无辜失明厄运也将永远绑在那些可怜的病人的身上，永无解放之日。中国眼科医生1970年的一个偶遇拾遗竟然在45年之后的今天将超前的科学的绝技贡献给世界眼科，拯救根治世界前房角镜危机，不过是一念之中，这45年的科技绝技链条只要有一处发生断裂，就不会有今天天人合一，用科学进步解决世界前房角镜危机的大好局面了。

不知道历史，不知道现状，不知道原因，不知道后果，不知道科学规律，不知道天人合一，不知道什么叫千载难逢，不知道什么叫差之毫厘失之千里，不知道天下没有卖后悔药的，只要看了拙作《根治世界前房角镜危机非水前房角镜莫属》（辽宁科学技术出版社，2015）就迎刃而解了。只要是知道这个机遇真是千载难逢，谁还会犹豫呢。

一百三十四、去伪存真　天经地义

　　世界上一切事物，无非真伪二字。真善美与假恶丑是一对矛盾。有真才有善，有真善才有美。有假才有恶，有假恶才有丑。世界眼科是救治眼睛的临床科学，眼睛容不下一粒沙子，更何况堂堂世界眼科，不要说是一粒沙子，就是一个沙字也是容不下的。所以，去伪存真，天经地义。是伪必除，不除伪无以存真。

　　这次根治世界前房角镜危机是对眼科医生的一个考验。如果不深明大义，立即撤下Goldmann前房角镜，则在科学和良知两个方面没有法子交代。Goldmann前房角镜本来就不能检查出角膜黄色反射征阳性，硬在那里装模作样，岂不坏了眼科临床救治病人的大事。欺骗，无论对哪个行业都是行不通的。欺骗于一时如Goldmann前房角镜之77年，终于活不过2015年。天道如此，不可违背大自然规律，人同此心，心同此理。世界前房角镜危机罕见，世界眼科医生10万在面子方面考虑不必太多。

　　科学总是相对落后于时代。科学总是掌握在大自然手中。人们上大自然那里去取，并不都是一条平坦的大路，拿回来的东西并不一定都用得上。有的东西因为都不认识，被埋没的不能说没有。虽然是金子，能发出光来与伯乐大有关系，没有伯乐，是难发出来光的。能从大自然科学馆爬回来的人为数不多，只是大家的代表，希望大家为他们助威吧。

一百三十五、没有奋斗精神，世界前房角镜危机何日根治

天下的事情要做好都要奋斗。为什么？因为丧失了奋斗精神什么都做不成。眼科医生很忙，他们没有时间更多地考虑吃什么穿什么，他们只想把工作做好，把病人治好，把手术做好。一天下来，该轻松地喘口气了。看几眼报纸，想再学习点什么，已经是心有余而力不足了。到了休息日，谁家没有家务活，难得领着孩子到书店看看。

说这些干什么？我是担心水前房角镜学第10本书正放在书店的柜台上，这是一本为全世界眼科医生写的拯救世界前房角镜危机的指南。书名叫《根治世界前房角镜危机非水前房角镜莫属》（辽宁科学技术出版社，2015）。这本书要唤起世界眼科10万眼科医生立即行动起来做好根治世界前房角镜危机的工作，熄灭暗中延续燃烧了77年（1938—2015）的危机破坏之火。这是一个紧急的任务，不把Goldmann前房角镜拿下来，世界眼科永无光明之日，不该瞎的眼睛冤枉无辜地失明，永远不能加以制止，这是本来可以有救的事情，因为眼科医生得不到世界前房角镜危机的消息，对世界前房角镜危机不加以制止，放任自流，是多么可怕、可悲。

2015年4—6月，京东商城又在新浪新闻、搜狐新闻、网易新闻、凤凰网、新华网、几家军事网站、天涯社区刊登了黄树春著《水前房角镜学23项首创的精髓》（辽宁科学技术出版社，2010），黄树春著《水前房角镜学23项世界第一》（英文版）（辽宁科学技术出版社，2012），黄树春著《以水前房角镜学23项世界第一的名义呼吁全世界眼科前房角镜升级》（辽宁科学技术出版社，2012），黄树春著《根治世界前房角镜危机非水前房角镜莫属》（辽宁科学技术出版社，2015）4本书的广告。

广告的优点是打开网站就能看到京东商城的广告，醒目、大

方，显示出书籍的魅力。广告作得比较理想，起到了宣传的作用。

博客的作用无法与广告相比。我写的水前房角镜学的根治世界前房角镜危机的博文是仅见于新浪博客的具有世界特色的博文，它是从大自然背回来的供世界10万眼科医生根治世界前房角镜危机的锦囊妙计，是根治世界前房角镜危机的救星。625篇博文没有1篇上过首页，而广告却能天天上首页。博客好像没有转载的，只有美国博客转载了《落后的外国前房角镜与超前的中国水前房角镜科学之争》（2014年1月6日新浪博客）。美国博客还于2015年7月11日转载了《外国前房角镜百年沧桑由胜变负》（2014年2月24日新浪博客）。

根治世界前房角镜危机救相关病人于水火之中，靠水前房角镜学单枪匹马的奋斗是不行的。要奋斗，是时代的要求，是中华民族伟大复兴的希望，水前房角镜学的公益事业希望得到道义上的帮助。

一百三十六、全世界眼科医生受骗77年

"眼科黄树春"，此博文作于2015年6月13日。只要你浏览新浪新闻、搜狐新闻、网易新闻、凤凰网、新华网、环球网、中国网、军事头条、军事中华网、铁血军事网、天涯社区，就会看见京东商城关于水前房角镜系列著作4本书的广告。这4本书：第6本书黄树春著《水前房角镜学23项首创的精髓》，封面（深黄色），有图；第7本书黄树春著《水前房角镜学23项世界第一》英文版，封面金黄色，有图；第8本书黄树春著《以水前房角镜学23项世界第一的名义呼吁全世界眼科前房角镜升级》，封面蓝色，有图；第10本书黄树春著《根治世界前房角镜危机非水前房角镜莫属》，封面白色红字，无图。均为辽宁科学技术出版社出版发行。

这4本书与世界眼科的一件大事——全世界眼科医生受骗77年（1938—2015）有关。

第10本书是2015年1月出版的，根治世界前房角镜危机，破天荒第一次由中国眼科医生来根治世界前房角镜危机。这个危机挺惊人的：全世界眼科医生10万竟然被Goldmann前房角镜欺骗了77年（1938—2015）。

这第10本书发现了全世界前房角镜危机，揭露了世界眼科医生10万被Goldmann前房角镜欺骗了77年的荒谬的骗局，提出了根治世界前房角镜危机的方案和措施，给世界眼科送来了水前房角镜和角膜黄色反射征，用水前房角镜取代Goldmann前房角镜，立即将世界前房角镜领域的工作能力提高到3016年的水平。

因为世界眼科对Goldmann前房角镜的认识偏差，耽误了角膜黄色反射征的发现，100年没有发现角膜黄色反射征，水前房角镜于1972年发现了角膜黄色反射征，给世界眼科争取到了100年的时间，给世界眼科解决了世界前房角镜危机，这是中国眼科对世界眼科的贡献，世界上没有哪一个国家能做到这样由始至终一

条龙包到底的国际贡献。

　　角膜黄色反射征是水前房角镜的第二系统，早期诊断眼球铁质沉着病是它的天职，它的独特超前的作用是纠正了Goldmann前房角镜不能检查出角膜黄色反射征以致造成早期眼球铁质沉着病的失明。在当今时代（不是1938年Goldmann前房角镜问世那个年代），作为一个前房角镜必须要有第二系统，即必须有检查角膜黄色反射征的能力。角膜黄色反射征是前房角镜的上岗证，必须坚决执行。这是大自然的规律，大家已经知道，水前房角镜和角膜黄色反射征不是人力所能为。

　　作为一位眼科医生对世界眼科"匹夫有责"，你如果能拿出铁证推翻黄树春著《根治世界前房角镜危机非水前房角镜莫属》一书的建议，表示欢迎，如果你办不到这一点，请立即参加根治世界前房角镜危机，撤下Goldmann前房角镜，换上水前房角镜，拜托了，谢谢。

一百三十七、角膜黄色反射征是一条无形战线上的英雄

角膜黄色反射征是拯救世界前房角镜危机的先锋，没有角膜黄色反射征就不能拿下造成77年（1938—2015）世界前房角镜危机的祸首Goldmann前房角镜。角膜黄色反射征不是有声有色来到人间，而是静悄悄地、隐身无形地问世，谁也没有看见它。它是一条无形战线上的英雄。眼球铁质沉着病这个与世界前房角镜危机不可分的关键词，它为什么作为眼睛的致盲杀手总也不能抓住它？是因为各种精密器械都查不出来它的存在，铁质沉着把它的形态隐蔽起来了，成为一个地下杀手，眼科医生对它束手无策，无可奈何。铁质沉着的特性是非让眼球灭亡不可，非常凶险的一个眼睛杀手。Goldmann前房角镜为什么就让它100%漏诊？Goldmann前房角镜为什么就这样无能？它以裂隙灯生物显微镜为后盾，以为什么都能查出来，不料，它碰得头破血流，它根本找不着铁质沉着在哪里，在这条无形战线上是彻彻底底的无能者。如果Goldmann前房角镜能拥有角膜黄色反射征，它就不会装模作样地就像也能检查出角膜黄色反射征一样，欺骗病人和医生，使病人继续蒙受失明的痛苦。

角膜黄色反射征这个无形战线上的英雄使水前房角镜更加科学化，使水前房角镜更加超前化，使水前房角镜更加完善化。角膜黄色反射征的发现是拯救相关病人失明的一件大好事，不能因为他是一名无形战线上的"地下尖兵"而忽略它的无可替代的作用。

角膜黄色反射征对世界眼科的帮助，有目共睹，在世界眼科受难之际挺身而出，排难救险，力保平安，它为世界眼科带来超前100年的好运，令人皆大欢喜，中国眼科绝技惠及全球，同喜，同喜。

一百三十八、无中生有　藏而不露　拯救危机

致国家卫生计生委、中华医学会、中国医师协会、中华眼科学会的公开信：

黄树春著《根治世界前房角镜危机非水前房角镜莫属》（辽宁科学技术出版社，2015）

本书是水前房角镜学系列著作第10本书。综观水前房角镜学11本书，可以概括为无中生有，藏而不露，拯救危机，改革超前。

无中生有，在天地间如果每天只是重复已有的东西，就只能维持已有的科学正能量，不会有所增加，只有无中生有才有科学正能量的增加。无中生有是从零变一的过程。有了水前房角镜学的由零变一，世界眼科增加了一个实体。这个水前房角镜实体一登上眼科临床的舞台就开起花来，45年一共开了24朵鲜花。这24朵鲜花是24项世界第一。在根治世界前房角镜危机的工作中只动用了水前房角镜和角膜黄色反射征，这是水前房角镜学的精髓之精髓，它们的科学正能量最高，Goldmann前房角镜和他们无法比试，水前房角镜能做到的Goldmann前房角镜做不到，这就输得太惨了。一个角膜黄色反射征不仅攻破了77年世界前房角镜危机的坚固堡垒，摧毁了Goldmann前房角镜77年经营的Goldmann化，打开了世界前房角镜危机的思想牢笼，在取代陈腐的Goldmann前房角镜的同时就树立起世界前房角镜领域的新生面，通过"生命预支卡"把世界前房角镜领域立即引入3016年的工作水平。这个百年超前的科学正能量铲除旧的桎梏立即开启了世界前房角领域的新时代。水前房角镜学的除旧启新是世界前房角镜领域发展的里程碑。

无中生有，并非千篇一律，一个发明，一个发现，一个创造，一个革新，它们的出现、作用、正能量大小、后果、前途和

命运不尽相同。

Goldmann前房角镜1938年问世，在那个年代，只有折射式、直接型前房角镜，它的出现是无中生有，它是反射式间接型前房角镜，是首创，对已有的折射式、直接型前房角镜来说它是新奇的，再配以裂隙灯生物显微镜，人们自然以为它是先进的，最好的前房角镜。但是，有谁知道，它的设计限于当时科学水平，有缺陷，这个缺陷由于时代的因素，影响了它的一生77年充当世界前房角镜危机的祸首，坑人蒙人，给世界眼科史蒙上了尘埃，非常遗憾。

水前房角镜无中生有，出身微贱，链霉素瓶，废品一件，不料，在这无人看得上眼的小瓶子，瓶里乾坤大，产生了一个前房角镜史上未曾有过的b像。因为b像的发现，把传统的前房角镜的前房角像称为a像。在这个小瓶子的大乾坤里一共出现了5个前房角像，只选用了a像和b像，其余3像无用。这个b像的出现打开了我的眼界，山雨欲来风满楼，这是一个革新的兆头，曾经想过，也许还要有什么新的把戏吧，但是，只是瞎想，虽然是瞎想，心里边不满足于现状，于是，就在临床上研究，有点收获。既然水前房角镜如此这般来到这个世界之上，不能让它白来，它得为世界眼科留下一点值得纪念的东西。所以，精心观察，不能放过有用东西，但是，万万没有想到，一个真是极有价值的角膜黄色反射征就被角膜黄色反射征之父（一位中国眼球铁质沉着病病人）径直给我送来了。这真是天助我也。

再说藏而不露，Goldmann前房角镜的世界前房角镜危机那真是藏而不露，77年无人察觉，世界眼科医生10万，77年被它骗了个溜溜转，深信不疑，奉为标准，凡事非Goldmann莫属。假作真时真亦假，当世界前房角镜危机于2014年败露之日还说子虚乌有。这说明，Goldmann化流毒之深，令人惊叹不已。

至于水前房角镜的角膜黄色反射征，藏而不露，世界前房角镜危机小戏《空手套白狼》大家刚刚看过，空手套白狼伸张了正义，大快人心，拍手叫好。空手能套白狼是何等高超。

　　这出小戏《空手套白狼》长了中国人的志气，长了中国科技的志气，长了中国医学的志气，长了世界眼科的志气。角膜黄色反射征藏而不露，以一个地下尖兵的侦查英雄保卫世界眼科的安全。水前房角镜的第一系统检查前房角，这是Goldmann前房角镜能做到的，水前房角镜的第二系统即角膜黄色反射征，是藏而不露的，是Goldmann前房角镜做不到的。让Goldmann前房角镜下台的正是这个第二系统。

　　世界前房角镜危机77年，是一个严重事件，再不拯救，世界眼科真是承受不了啊。全世界每天都有若干无辜病人眼睛失明。原因就是Goldmann前房角镜不能在早期把这些眼球铁质沉着病诊断出来，世界眼科可怎么过呀？世界眼科是眼病病人的保护神，自身养着眼睛杀手，开的是什么店？岂不让人胆战心惊。幸亏有了水前房角镜和角膜黄色反射征挺身而出，向世界眼科提出根治世界前房角镜危机的方针大计，为拯救世界前房角镜危机献策。请世界眼科10万医生三思。立即动手撤下Goldmann前房角镜，用中国水前房角镜取而代之，则世界相关病人幸甚。

一百三十九、抱住Goldmann前房角镜不换代，如今还有拿着大哥大满街走的人吗

1938年的Goldmann前房角镜在任77年，它是世界前房角镜危机77年的祸首。它只有前房角镜的第一系统，只能检查前房角，没有第二系统，不能检查出角膜黄色反射征。因为不能检查出角膜黄色反射征，导致眼球铁质沉着病早期病例漏诊而无辜失明。本来能保住有用视力，由于Goldmann前房角镜没有第二系统，必然漏诊，Goldmann前房角镜责无旁贷。77年的漏诊坑了600多万病人，这是一部血淋淋的失明史（无辜失明，心里流血）。

黄树春著《根治世界前房角镜危机非水前房角镜莫属》（辽宁科学技术出版社，2015）和《再论根治世界前房角镜危机》（辽宁科学技术出版社，2016）两本书为拯救世界前房角镜危机的结论是Goldmann前房角镜必须更新换代，水前房角镜因有角膜黄色反射征不仅检查前房角，而且能把早期铁质沉着病早期病例曾被Goldmann前房角镜100%漏诊的病例给逮住，挽救失明，所以，必须取代Goldmann前房角镜，从而拯救了世界前房角镜危机。

按说，一个器械的更新换代是很普通的事情，并非是什么翻江倒海的重大事件。君不见，拿着大哥大（谁人不知大哥大）在大街上招摇过市，曾几何时，更换手机就像喝一杯水一样。大哥大安在？难道还有人抱住大哥大不放，就是不肯换代的吗？

一个Goldmann前房角镜只能检查前房角，不能检查出角膜黄色反射征，就像大哥大一样，只能通话，不能照相，不能上网。你说，这完全符合更新换代的规律，物竞天择，使用人有权更新大哥大，也就有权更新Goldmann前房角镜。是谁赋予Goldmann前房角镜以免换牌的？谁也不应该阻挡产品的更新，谁也不能阻挡产品的换代，因为时代在前进，科学在进步。

一百四十、根治世界前房角镜危机，有些话不能不说，闻者足戒

水前房角镜学系列著作第十本书和第十一本书，为了根治世界前房角镜危机，好话说了三千六，不知道大家听明白没有。从世界前房角镜危机的起源、表现、毒害、坑害病人、对不起医生、损害世界眼科、阻碍科学进步、拖累了时代的前进说了个遍，应该说，可以了吧，还有什么不放心的？是的，还有话没有说。实在是不愿意说！难听的话，可能听不进去，希望闻者足戒，不误大事，我的心也就放下了。

你仍然天天使用Goldmann前房角镜，不肯更新换代，不肯使用中国水前房角镜，这是不能任性的，如果坚持不改，你的双手就会沾满眼球铁质沉着病病人的鲜血，病人无辜漏诊失明就不仅是Goldmann前房角镜的危机问题，你也成了危机的帮凶，这是多么可怕的事件。大哥大只能通话，不能照相，不能上网，早就被淘汰了。Goldmann前房角镜不能检查出角膜黄色反射征，害了病人，也害了医生，它对世界眼科无法交代，它对社会无法交代。它1938年生，现在是2015年，77年科学进步太大了。全世界前房角镜包括Goldmann前房角镜在1914—2015年的101年中，都没有发现角膜黄色反射征，落后已百年，早就应当更新换代了，为什么要迁就它？为什么要不惜牺牲病人的眼睛而去维护它？是可忍孰不可忍？不要做这样害人害己的违背科学的事情。不做亏心事，不怕鬼叫门。祝愿根治世界前房角镜危机的工作圆满成功。

一百四十一、世界眼科医生77年用Goldmann前房角镜 漏诊眼球铁质沉着病600多万，请立即放下害人废品，改用中国水前房角镜

　　这一个题目暗含着"放下屠刀，立地成佛"的意思。直接说这句话，对眼科医生来说，他们是冤枉的，原来，他们并不知道Goldmann前房角镜不能检查角膜黄色反射征是应当负这样大的责任，以为它只是一个前房角镜，只要它能完成检查前房角就行了，它不能检查角膜黄色反射征，没有责任。这是大错。现在是2016年，不再是1938年，君不见，大哥大由于不能照相，不能上网，早就被淘汰了，物竞天择，很正常。为什么Goldmann前房角镜，1938年以来一成不变，一步不前，人家中国水前房角镜已经增添了特异功能了，能检查角膜黄色反射征，这是全世界都做不到的事情，对世界眼科来说，是一大建设。你Goldmann前房角镜，不行就是不行，在这样的科学进步面前，更新换代是必然的规律，你下来，让中国水前房角镜上来是合乎天理，顺乎人情，没有二话可说。已经到了这个份儿上了，世界眼科医生再不跟着大自然规律，齐心协力，还能说得过去吗？

　　如果坚持固执己见，不与根治世界前房角镜危机、拯救病眼免于失明的改革方针大计合作，对不起病人，对不起自己的良知，真是不知其可！

一百四十二、黄树春著《眼球铁质沉着病的新发现》（江西科学技术出版社，1996）目录

　　笔者介绍了不少关于眼球铁质沉着病和角膜黄色反射征的问题，从哪里来的资料？我在1996年由江西科学技术出版社出版《眼球铁质沉着病的新发现》一书，全是教科书和文献上没有的个人新的发现。我在博客中讲的都是世界上没有的东西。如果以为是历史上已有的东西，就不对了。对教科书和文献不能小看，因为它们是历史。对新发现也不能小看，因为它们是现在和将来。一个人只知道历史，不知道现在和将来，就会保守，保守就不会前进。在此，将《眼球铁质沉着病的新发现》的目录列下，以飨读者。本书由上海第二军医大学眼科已故杨德旺主任、教授作序。

目　录

一、在晶体前囊上也有铁质沉着

二、角膜黄色反射征

三、眼球铁质沉着病的两种形式和角膜黄色反射征

四、角膜黄色反射征活体人眼模型

五、眼球铁质沉着病早期诊断的重要性

六、角膜黄色反射征是判定眼球铁质沉着数量质量的准确标准

七、角膜黄色反射征与白内障

八、铁质沉着性白内障摘出术后角膜黄色反射征之消退

九、眼球铁质沉着病在水前房角镜下的角膜黄色反射征第十八、十九例

十、眼球铁质沉着病在晶体后囊的临床表现

十一、晶体后囊多角星形铁质沉着及血铁质沉着三例

一百四十三、世界前房角镜危机延续77年，世界眼科有失察之责

世界前房角镜危机从1938年Goldmann前房角镜设计缺陷引发至2015年长达77年之久，Goldmann前房角镜在日常工作中漏诊早期眼球铁质沉着病致其无辜失明者达600多万。这是世界眼科史上最惨痛的悲剧，世界各国眼科不停地上演，由于科学水平的限制无法发现，但是，当水前房角镜和角膜黄色反射征以高超的科学绝技于1974年公开发表（1972年发现角膜黄色反射征）给世界眼科送来了准确拦截眼球铁质沉着病漏诊，拯救Goldmann前房角镜制造漏诊失明的悲剧的唯一有特效的方法。这本来是一件大快人心的千载难逢的大好事，但是，由于世界眼科前房角镜检查领域的外国前房角镜远远落后中国水前房角镜100年，由于世界眼科Goldmann化的结果，人们的科学水平仍然维持在1938年Goldmann问世那时的水平，过分相信表面感觉，缺乏深入调查研究，不理会水前房角镜和角膜黄色反射征的真正的科学价值。抱住Goldmann前房角镜不放，不知道100年的斗转星移，落后100年的外国前房角镜已经成了大哥大第二，已经成了废品。现在的手机根本不能容许过去那样的大哥大的存在。水前房角镜和角膜黄色反射征把Goldmann前房角镜不能检查出角膜黄色反射征导致眼球铁质沉着病早期病例漏诊失去尽早手术时机而无辜失明的血的悲剧使之不再上演，完成了一件眼科学历史嘱托的拯救眼命的任务，具有划时代的现实意义。

眼科学的崇高的使命是防护视功能的生命和救治眼睛的疾病。一旦失明，眼睛即失去了生命，其痛苦和悲哀仅次于死亡。如果把双眼闭上几分钟，怎么样？想赶快睁开眼睛，受不了失明的苦难。在处理世界前房角镜危机的时候，如果不把拯救病人失明放在真正的第一位，顾左右而言他，人道主义何在？眼科学的宗旨何在？

不要感情用事，即使水前房角镜怎么看也不如Goldmann前房角镜，也要咬咬牙，下决心把Goldmann前房角镜撤下，换上中国水前房角镜，因为它能拯救被Goldmann前房角镜引起的世界前房角镜危机，它能真正保护病人的眼睛。正是：科学诚可贵，医德价更高；若为救眼命，两者紧抓牢。

一百四十四、世界眼科宠爱77年的Goldmann前房角镜原来是大哥大第二

说世界眼科宠爱Goldmann前房角镜，似乎不敬，但是，没有办法这是讲的根治世界前房角镜危机，世界眼科确有失察之责。

拙著《根治世界前房角镜危机非水前房角镜莫属》已经由辽宁科学技术出版社于2015年1月出版发行，网上的媒体十几家登过京东商城的4本水前房角镜书（包括本书）的广告。眼科医生会知道的。既然眼科医生知道，那就好说了。世界眼科医生用了77年的Goldmann前房角镜竟然是不能检查角膜黄色反射征的废品，就像大哥大不能照相、不能上网一样。为什么说是宠爱？不讲科学，力保Goldmann前房角镜，Goldmann前房角镜已经把世界眼科害苦了，还在护着它，是何道理？不是宠爱是什么？

若是竭尽全力保护Goldmann前房角镜，也行，但是要满足一个条件，那就是你能让Goldmann前房角镜也能检查出角膜黄色反射征，如果它能检查出角膜黄色反射征，我就撤回根治世界前房角镜危机的建议，若是Goldmann前房角镜不能检查出角膜黄色反射征，那么，你只有赞成科学，痛割所爱，积极参与根治世界前房角镜危机的工作。

事情是很清楚的，的的确确，Goldmann前房角镜不能检查出角膜黄色反射征，不要再有什么幻想，根治世界前房角镜危机是一件大好事，撤下的Goldmann前房角镜送到陈列馆，什么时候想它了，常去看看。

一百四十五、机遇与智慧不可缺一

世界前房角镜危机因为出版了黄树春著《根治世界前房角镜危机非水前房角镜莫属》（辽宁科学技术出版社，2015），写了新浪博客625篇，京东商城在互联网上多家媒体长时间刊登水前房角镜学系列著作广告，把世界前房角镜危机这个当今世界眼科的非常重大问题挂在了互联网上，知道的人就相当多了。

机遇从来都是静悄悄地出现，从事科研工作的人有的一辈子也未得到一个机遇。关于水前房角镜，大自然放出"密码"，历经12年（1958—1970），华北制药厂生产的大批链霉素供应全国城乡医院、诊所。那时全国眼科医生大约有4 000人，直到1970年6月，没有谁搭理这个"密码"，只有我拾起了一只链霉素瓶，结束了大自然大学12年的招生工作。

当时拾起来的一个小瓶子，并不知道这是一个千载难逢的世界级的机遇。哪里知道它给世界眼科带来了一个眼科学的分支学科——水前房角镜学，瓶子虽小却带来了水前房角镜学系列著作11本书200多万字（2015年已出版10本书，还有1本待出版）。哪里知道水前房角镜会于1972年发现了专门早期诊断眼球铁质沉着病的角膜黄色反射征。哪里知道水前房角镜学会发现24项世界第一。哪里知道水前房角镜和角膜黄色反射征能成为根治世界前房角镜危机的唯一依靠和改造世界前房角镜领域的大自然特派员。机遇来自大自然，从1970年6月拾起大自然的"密码"到2015年6月，整整45年，《根治世界前房角镜危机非水前房角镜莫属》（第10本书）和《再论根治世界前房角镜危机》（第11本书）就是向大自然大学汇报根治世界前房角镜危机的答卷。

现在，把这2本书献给世界眼科。这就是机遇，不过已经不是静悄悄地而是公开地来到了世界眼科，水流千里归大海，希望世界眼科海纳百川。

自从1907年希腊眼科医生Trantas首次观察到活体人眼的前房

角开始，前房角镜史至今已109年。Trantas是得到了一次机遇，它就是那个被他检查过的球形角膜眼球，这个病例眼前房特深，为他提供了检查前房角的最好机遇。虽然机遇来了，但是，如果没有Trantas的智慧，这个已经到手的机会就会静悄悄地和他拜拜了。他失去的将是眼科史上前房角镜检查的空白。Trantas用他的智慧开发了前房角镜检查的时代。他用手指压迫角巩膜缘后巩膜以检查眼底的检眼镜观察到了前房角，这是第一次在世界眼科开辟了前房角检查，他创立的Gonioscopy一词沿用至今。没有他的开创，如何能有前房角镜的产生，所以，他是前房角镜检查的鼻祖。

　　大自然发下的密码是在中国，当时外国没有进口中国链霉素（外国不缺链霉素），所以外国眼科医生就根本没有机遇接触到中国华北制药厂的链霉素瓶。这就决定了水前房角镜学的成功非中国莫属。在世界上，一般都是机遇是机遇，智慧是智慧，得到了机遇很不容易，但是没有智慧，这个机遇就会转眼即逝，成为终身遗憾。机遇是来了，能不能把握住机遇创造出科学成果，就要靠人的智慧了。没有机遇不行，没有人的智慧也不行，两者不可缺一。机会本来就少，例外就更是千载难逢了。这里说的例外是指水前房角镜的机遇是随身带着智慧的，我拾起的那个链霉素瓶，它是给我以机遇，但是，瓶子自带智慧，今天包括水前房角镜和角膜黄色反射征根治世界前房角镜危机的智慧在内，水前房角镜学的全部智慧都是来自大自然的赐予，大自然对世界眼科想得多么周到，对拯救世界前房角镜危机早已设计出一条龙根治方案和天字号的水前房角镜，不过只是缺了一个传令兵而已。我这个勉为其难的传令兵，只好战战兢兢，如履薄冰，做点工作，唯恐完不成这一神圣的使命。

一百四十六、落后100年不怕，从善如流就是高尚的人

　　Goldmann前房角镜，世界眼科使用了77年的一个大哥大第二，铁证如山，落后中国水前房角镜100年。这可怕吗？只要能发现它确实落后100年，就不可怕。怕就怕，发现不了，潜伏的世界前房角镜危机永远延续下去，在全世界每天都有相当数量的眼球铁质沉着病病人无辜失明。拙作《根治世界前房角镜危机非水前房角镜莫属》（辽宁科学技术出版社，2015）是拯救世界前房角镜危机的锦囊妙计，指出了根治此危机的唯一的办法和出路。

　　外国前房角镜落后中国水前房角镜100年，不要怕，中国水前房角镜不仅能完成Goldmann前房角镜所做的一切工作，而且具有Goldmann前房角镜所没有的第二系统，它的角膜黄色反射征就是专门解决Goldmann前房角镜漏诊早期眼球铁质沉着病造成无辜失明的严重事件的神圣天使，世界上任何国家也没有这样超前的独一无二的技术。角膜黄色反射征是水前房角镜的最高级精华所在，解决世界前房角镜危机靠的就是角膜黄色反射征。只要把Goldmann前房角镜撤下来换上中国水前房角镜，世界前房角镜危机就得到了根治，很简单，又安全。

　　落后100年不要怕。考察一下。小小的婴儿一出生，就是一个道道地地的落后者。他和她知道什么？什么也不知道。他们只有本能，他们能生存和发育是靠父母，上学、工作、成为社会的精英、国家的栋梁是靠社会和国家。他们不是从落后走过来的吗？有了工作以后，如果是搞科学的，不管有什么学位，有多么大的本事，地位有多高，职权有多大，也仍然是落后于科学。我不知道，哪一位眼科大师能永远站在科学的前面，即使他曾经在某一个领域领先于一时，不过，也就如"白驹过隙"一样，转瞬之间，又落后于科学了。落后→先进→落后→先进→落后……科

学才能进步，搞科学的人也才能进步。若是"我站在科学前面"那科学就该永远落后了，不过，搞科学的人再也摸不到科学了。为什么？因为他站在科学的前面，他的后面才是科学，他的前面能摸到啥？

对世界前房角镜危机，对Goldmann前房角镜落后中国水前房角镜100年不要怕，只要您，从善如流，参加根治世界前房角镜危机的工作，您就是一个高尚的人。

一百四十七、侥幸是冒险，需要制度保障

"我使用Goldmann前房角镜没有漏诊过眼球铁质沉着病。"在Goldmann前房角镜下能看到的都是眼球铁质沉着病的晚期病例，因为该镜没有检查角膜黄色反射征的能力，所以不能检查出角膜黄色反射征，也就是说，必定漏诊眼球铁质沉着病的早期病例，不过，这位眼科医生自己不知道罢了。自己不知道漏诊，就以为是自己没有漏诊过。漏诊，漏诊，若是知道，怎么会叫漏诊呢？漏诊不同于误诊，漏诊指的是眼球铁质沉着病的早期病例在Goldmann前房角镜下不能呈现角膜黄色反射征阳性（角膜光学切面和角膜内圆顶变成黄色），医生没有办法知道自己是已经漏诊了。误诊指的是在Goldmann前房角镜下明明是宽角，却定为窄角，这一误诊（前房角宽度分级判定错误）是Goldmann前房角镜的设计缺陷造成的，医生自己并不知晓这一检查结果是错误的，以致把青光眼的诊断、治疗、手术、科研、流行病学搞得混乱，而犹不知。

在Goldmann前房角镜由于设计缺陷造成误诊、漏诊的严重的世界前房角镜危机延续77年没有发现、没有处理的严重事件中，Goldmann前房角镜的废品定性已经完全暴露，必须立即撤下该镜，以中国水前房角镜取而代之的刻不容缓的情况下，覆巢之下安有完卵。

这位不知世界前房角镜危机实情的医生的侥幸心理是危险的。临床医学科学要靠合理的制度与先进的科学技术保障医疗护理工作的安全进行。

一百四十八、根治世界前房角镜危机的
敌人是懒惰

业精于勤，中国哪一位有成就的科学家不是业精于勤？世界哪一位有成就的科学家不是业精于勤？概莫能外。水前房角镜学于2014年1月黄树春的新浪博客上在全世界首次提出了世界前房角镜危机的问题。黄树春在新浪博客发表的博文以及他出版的书籍及在杂志发表的文章都是文责自负，这是中华文化的优良传统，与世界惯例是一致的。只有文责自负科学才能发展。科学不发展有可能是由于懒惰。看人家法国教授论文写得好，于是就一字不落地抄过来署上自己的大名。

从世界前房角镜危机的问题上也可看到懒惰的影子。关于Goldmann前房角镜，首创者Goldmann是勤奋的。在已有Koeppe直接式、折射型前房角镜的情况下，他没有满足现状，自立门户，1938年开创了自己的间接式、反射型前房角镜。但是，1938—2015年，这77年，这3/4世纪的漫长时间里，世界各国眼科医生就没有发现Goldmann前房角镜设计缺陷，是一个不精确的器械。世界眼科医生不少，在77年里就没有发现角膜黄色反射征。中国一个眼科医生，他1948年开始做眼科工作，1970年发明水前房角镜，干了22年，1972年发现角膜黄色反射征，干了24年。外国眼科医生77年没有发现角膜黄色反射征，中国眼科医生24年发现角膜黄色反射征。

外国眼科医生可以说："我们没有机遇呀。"当然，华北制药厂是在中国，大自然的链霉素瓶密码只能在中国获得，可是，就科学来讲，Goldmann前房角镜就是一个机遇。既然Goldmann前房角镜的首创者能够不满足于Koeppe前房角镜而自创Goldmann前房角镜，那么，为什么世界眼科医生不能再创造一个新型前房角镜并发现角膜黄色反射征呢？他们以为Goldmann前房角镜已经达到了顶峰，完美无缺，于是就高枕无忧了。其实这是懒惰的一个表现。他们给自己放了假，在这方面就不去费那个心思了。似乎懒惰可以过上好日子，但是，哪里知道，医生过上了舒心的日子，可是病人却遭了殃了。工欲善其事，必先利其器。一个医生拿着一个器械是废品，其后果如何，一用就是77年而不知其是废品，反而以为是精品，这是多么荒唐。

说是77年是从1938年Goldmann前房角镜算起，从1914年Salzmann前房角镜算起，到2015年就是101年，所以外国前房角镜是落后中国水前房角镜100年。

2015年《根治世界前房角镜危机非水前房角镜莫属》（辽宁科学技术出版社，2015，大32开，211页，200千字）提出的问题不是可以坐而论道的问题，若是讨论上几年不知要无辜再瞎多少只眼睛，考证一下77年失察的懒惰，对抓紧处理世界前房角镜危机是有好处的。

一百四十九、世界前房角镜危机风云录

拙作《根治世界前房角镜危机非水前房角镜莫属》（辽宁科学技术出版社，2015）提出了世界眼科基本建设的一个紧急通报，自1938年以来世界眼科是在Goldmann前房角镜引发的世界前房角镜危机的潜伏下度过的。此危机造成的损害，世界眼科并不知晓。现在的任务是立即行动起来，撤下Goldmann前房角镜，换上中国水前房角镜，立即果断掐断此危机的潜伏破坏活动，以保障世界眼科的日常工作。

这本书共收入121篇大小文章，不论长短，说出了世界前房角镜危机的真相，坑害病人，把世界眼科10万医生骗得好苦啊。文章没有八股的痕迹，并非报告文学，是道道地地的科学报告。讲的是证据，证据俱在，以科学为准绳，以道理服人，破除迷信和感情用事，回到为病人服务的宗旨上。

因循守旧，中了Goldmann化的毒太深，不摧毁Goldmann化，根治世界前房角镜危机是不可能的。77年（1938—2015）养成的迷信的锁链把人们思维禁锢起来。"得罪Goldmann就是得罪所有眼科医生。"这好像是神话，不，这正是现实生活中的事件。这有什么奇怪的吗？一点也不奇怪。没有科学人就傻。世界前房角镜危机已经从新浪博客上了全国的书店和网上书店，世界前房角镜危机这8个红色大字就印在白色的书的封面上，非常醒目，容易被读者发现。红字是警告，世界眼科的后院起火了。要行动起来扑灭这场延续77年的潜伏的暗火、毒火，当机立断，撤下放火的祸首Goldmann前房角镜，用中国水前房角镜取而代之，根治世界前房角镜危机。红字是唤起忠诚，不管你感情用事，对Goldmann前房角镜如何恋恋不舍，也要下决心以大局为重，忠于为病人服务的宗旨，支持根治世界前房角镜危机的公益事业，千万不能做出对不起病人的事情。

一个眼科医生都有保卫世界眼科安全，停用过时的废器械，更新换代，改进世界眼科的常规工作并发展科学走上健康的进步的光明大道的权利。这本为世界眼科拯救危机的宝书，你是看，还是不看，请斟酌，我的朋友，根治世界前房角镜危机工作的敌人是懒惰。

一百五十、错就错在把Goldmann前房角镜当成先进，把2015年当成1938年

世界前房角镜危机77年，是大错特错了。究竟错在哪里？错就错在把Goldmann前房角镜当成先进，把2015年当成1938年。1938年问世的Goldmann前房角镜造成世界前房角镜危机77年，到了2015年，提出的《根治世界前房角镜危机非水前房角镜莫属》（英文本）不予发表。不准涉及Goldmann前房角镜，两个世界上号称的顶级杂志不敢发表这一世界前房角镜危机的文章。其实，这篇文章中水前房角镜和角膜黄色反射征发表了，在国内外顶级杂志已发表于1982年发表过4篇原著论文，至今国内已经正式出版水前房角镜学系列著作11本书，在证据确凿的情况下，只因提出了世界前房角镜危机，Goldmann前房角镜是责任者，便被打入冷宫，学术空气如此不讲道理。

为了拯救世界前房角镜危机，为了制止相关病人不再惨遭无辜失明，不能不写成书，请全世界眼科医生知道世界前房角镜危机的真相。把盖子揭开晒晒阳光，揭开盖子就是照顾大局，维护科学为病人服务的尊严。若说是与Goldmann感情深，那是私交，不是公交。公交是什么？是君子之交淡如水。大公无私，不袒护任何一方。谁讲科学，证据确凿，就是对的；相反，谁不讲科学，没有证据，就是错的。

朋友担心，"你能说服了谁？"已经说过，我是接受了大自然的传令兵的任务，说也得说，不说也得说，科学问题，真理问题，不说能行吗？

一百五十一、偏见自以为正，患眼白瞎77年

人在社会中生活、工作，由于种种原因难免持有偏见，不论是何行业，危害不小。尤其是当一个眼科医生，为人防治眼病，责任重大。不怕有偏见（要想完全杜绝偏见是不可能的）就怕发现后还不改正，问题就更为严重。

在此讲的是关于根治世界前房角镜危机的问题。由于宠爱Goldmann前房角镜77年，迷信Goldmann前房角镜77年，一旦知道是这个器械惹了祸，以为提出的这个《根治世界前房角镜危机非水前房角镜莫属》的意见是没有根据的，断然不予接受，以为全世界的眼科医生难道都错了吗？真说对了。世界眼科医生人是不少，但是，真理有时并不掌握在多数人手中，这是大家很熟悉的了。

在科学面前，不论证据，只凭个人爱好，那是要付出代价的。眼球铁质沉着病的早期诊断是一个不容忽视的重大问题。世界眼科100多年不能解决这个问题，束手无策。水前房角镜1972年发现了专门解决这个问题的角膜黄色反射征，这本来是世界眼科求之不得的好事，却置之不理，坚持保护Goldmann前房角镜因不能检查出角膜黄色反射征而引发的77年的世界前房角镜危机。该镜不能检查出角膜黄色反射征，非同小可，77年世界前房角镜危机把早期眼球铁质沉着病漏诊使之失去抢救时机而无辜失明，眼瞎600多万！

中国水前房角镜的第一系统能完成Goldmann前房角镜检查前房角的任务，水前房角镜的第二系统专门缉拿早期眼球铁质沉着病。Goldmann前房角镜没有第二系统，不能检查出早期眼球铁质沉着病。

这样的废品不拿掉，危害极大。如果还容忍Goldmann前房角镜继续留任漏诊坑害病人，那是天理难容，再也不能拿病人的血泪来宠爱一个废品了。

一百五十二、好像外国记者不关心医学

因为爱看新闻，从这家媒体看到那家媒体，天天看，慢慢就看出来，好像外国记者并不关心医学。我是2013年12月7日上的新浪博客，到今天已经7个月了。发表博文625篇。我讲的都是世界前房角镜危机。博客访问22 544人。比人家访问者上千万人，那是差得太远了。

虽然看的人少，但是，讲的事件是罕见的，特别重要的。世界眼科学的历史上，只有这一次世界前房角镜危机，只有中国眼科医生一个人揭发此危机，危机秘密运行延续77年（1938—2015）。1938年Goldmann前房角镜问世，当时科学水平低，没有发现它的设计缺陷，77年来Goldmann前房角镜故步自封没有改进，反而把世界眼科善良的10万眼科医生给Goldmann化了。这在世界上也是罕见的。

中国水前房角镜的第一系统是检查前房角的，与Goldmann前房角镜相同，水前房角镜的第二系统即角膜黄色反射征是专门检查眼球铁质沉着病的，Goldmann前房角镜没有第二系统不能检查角膜黄色反射征，这是致命的要害问题。Goldmann前房角镜不能检查角膜黄色反射征，每检查一次前房角就可能漏诊早期眼球铁质沉着病，失去抢救时机，以致无辜失明。77年Goldmann前房角镜漏诊，导致失明的眼球铁质沉着病病眼600多万，Goldmann前房角镜欠下病人的失明债是血的教训。

Goldmann前房角镜77年不进则退，没有第二系统不能检查角膜黄色反射征，早已经是废品，要立即将其撤下，换上中国水前房角镜立即结束世界前房角镜危机。

全世界各国，不论哪个国家若是不知道这一重大信息，相关病人可就遭了殃了。每天都有无辜失明者，眼科医生由于不知道这一有关无辜瞎眼睛的特别重要的信息而被世界前房角镜危机继续坑害，这是一个无冕之王的高尚记者不能不立刻就发消息的。记者发出的电波会是无数的等待拯救他们免于遇难的可怜的人们的救星。

一百五十三、根治世界前房角镜危机的
心理工程

　　2015年7月31日 11：53：03 发了一篇新浪博文 "好像外国记者不关心医学"，从文字上看，好像是求助于外国记者，让他们把世界前房角镜危机的信息发到外国一百几十个国家，解救全球一百几十个国家的危机，救病人于蒙难之中。其实，往深处想一想，这正是对外国记者的心灵呼唤。外国记者背井离乡来到中国，背负着祖国的使命，日夜忙碌，在错综复杂的大量工作中，难免有忽略的地方，比如在政治、军事、经济、商贸、科学、文化、艺术的方方面面的报道中往往注意不到更深层次的不易发现的急需报道的事件。

　　世界前房角镜危机袭遍全球，没有一个国家可以幸免。一个延续77年使病人无辜失明的可怕、可悲、惨不忍睹的世界前房角镜危机，因为不是世界经济危机而被人忽视。可怕的是，此危机是全世界的，并非是局限于某个医院眼科。全世界眼科使用的都是一个Goldmann前房角镜，福则全福，祸则全祸。不论国家大小、人口多少、贫富差别，一概受难，不能幸免。人们只重金钱，不重眼睛，瞎就瞎嘛，有钱就行。已经到了麻木不仁的地步。根治世界前房角镜危机是一项艰苦的攻坚工程。攻城为下，攻心为上。不进行心理建设，不破除迷信，根治世界前房角镜危机的改造任务就难以完成。

　　目前在北京王府井新华书店以及各大商城、各家书店、网上书店都在柜台摆上了黄树春著《根治世界前房角镜危机非水前房角镜莫属》（辽宁科学技术出版社，2015），这是水前房角镜学系列著作之十，黄树春著的水前房角镜学系列著作11本书也在出售，只是数量已经不多，努力查一下尚可买到。书名列下：

　　一、水前房角镜检查法及其应用. 辽宁科学技术出版社，1987.

二、眼球铁质沉着病的新发现. 江西科学技术出版社，1996.

三、水前房角镜学. 江西科学技术出版社，2002.

四、水前房角镜学问答. 江西科学技术出版社，2005.

五、水前房角镜学手册. 辽宁科学技术出版社，2009.

六、水前房角镜学23项首创的精髓. 辽宁科学技术出版社，2009.

七、水前房角镜学23项世界第一（英文版）TWENTY-THREE WORLD'S FIRST OF HUANG'HYDROGONIOSCOPIOIOGY. 辽宁科学技术出版社，2012.

八、以水前房角镜学23项世界第一的名义呼吁全世界眼科前房角镜升级. 辽宁科学技术出版社，2012.

九、水前房角镜在全世界眼科使用的必要性. 辽宁科学技术出版社，2014.

十、根治世界前房角镜危机非水前房角镜莫属. 辽宁科学技术出版社，2015.

十一、再论根治世界前房角镜危机. 辽宁科学技术出版社，2016.

外国记者们谁没有家人、亲人，父老乡亲，提醒他们为他们的国家通风报信，为他们国家根治世界前房角镜危机出一把力，也不枉在北京当一回记者。

一百五十四、答谢新浪博客作者Tiger-Li家排先生

小博"偏见自以为正，患眼白瞎77年"（2015年07-30 13：42：28发表）曾蒙您查阅。您说："如果今天我只有时间看一个博客，那我一定选择您的。"实在是不敢当，谢谢您，过奖了。不是小博写得如何，而是我的工作如何。目前压在我的肩上的任务是很重很重，喘不过来气。

世界前房角镜危机，发生在全世界各个国家。已经延续77年（1938—2015），无人知晓。这个危机以害人眼睛无辜失明为目标，各国相关病人都难以幸免。不幸中的大幸，中国发明的水前房角镜和中国发现的角膜黄色反射征能拯救世界前房角镜危机，只要把Goldmann前房角镜撤下，换上中国水前房角镜，世界前房角镜危机就得到了根治。器械的更新换代是很普通的事情。最大的问题是外国一百几十个国家，没有一个国家知道这个消息。这是很可怕的，因为不立即处理，断然措施，每天不知道要有多少只眼睛无辜失明，令人痛心。77年不知道危机的存在，没有办法，现在有了根治方法，却发不出消息去，急死人了。

不是我向外国记者求援，而是告诉他们，自己救自己国家的相关病人，不可怠慢。哪个记者不爱他的国家，如果拿不定主意，就到北京王府井新华书店看看我的水前房角镜学系列著作11本书，第10本书是黄树春著《根治世界前房角镜危机非水前房角镜莫属》（辽宁科学技术出版社，2015）。

Tiger-Li家排先生：三句话不离本行，说得太多了。祝您健康。谢谢。

一百五十五、193个国家和31个地区，一个也不能落

全世界一共有193个国家和31个地区，干什么要一个也不能落？世界前房角镜危机是一个严重的失明危机。要让全世界所有的国家和地区一个不少地尽快知道当前，全世界每一个国家和地区正在经受着眼球铁质沉着病无辜失明的危机的祸害。世界眼科受骗上当77年（1938—2015），Goldmann前房角镜不能检查出来该病，漏诊，失去抢救时机而无辜失明。中国1970年发明的水前房角镜和1972年发现的角膜黄色反射征是彻底解决本危机的唯一手段和救星。紧急需要立即撤下Goldmann前房角镜，以中国水前房角镜取而代之。根治世界前房角镜危机成功的秘密在于中国水前房角镜具有独特的第二系统，专门诊断早期眼球铁质沉着病，Goldmann前房角镜只有第一系统，没有第二系统，所以不能诊断出早期眼球铁质沉着病，断送了病人眼睛的生命，使其陷入失明的深渊。

黄树春著水前房角镜学系列著作第10本书《根治世界前房角镜危机非水前房角镜莫属》已经于2015年1月由辽宁科学技术出版社出版发行，本书收录121篇文章，揭开了77年危机的盖子，提供了铁证，是根治世界前房角镜失明危机的唯一方法和措施。全世界眼科医生必读。有人不知道角膜黄色反射征是什么，不问青红皂白，力保Goldmann前房角镜，岂不知，你的热心肠是用错了地方。你力保一个1938年的废品，助长其害人失明的罪行，并非你的本意，你以为你做的是仗义的好事，错了，你必须站在2015年科学的立场上，清除1938年迷信Goldmann前房角镜，被Goldmann化的影响，支持根治世界前房角镜失明危机的工作，你的贡献不小，因为全世界193个国家和31个地区的人们都会感谢你。

各种媒体，你们以为世界前房角镜危机是不痛不痒的小事，

并不关注，现在应该知道，世界前房角镜危机的要害是无辜失明，是要瞎掉眼睛的严重事件，你们是不会袖手旁观的。

全世界193个国家和31个地区的人们正在等待，急需知道世界前房角镜失明危机的消息。

一百五十六、1938年的Goldmann前房角镜与2015年的中国水前房角镜无法相比

众所周知，2015年目前白内障的小切口、晶状体囊外摘出、植入人工晶状体的手术取得了巨大的成功，这是世界眼科的伟大成就。1938年老式的白内障手术与2015年今天的新式白内障手术，根本无法相比，不可同日而语。这是一致的看法，没有人会说，我要1938，不要2015。

可是，遇到了延续77年的世界前房角镜失明危机，情况就变了，竟然出现了，我要1938，不要2015的怪事。我要1938是他力保Goldmann前房角镜；不要2015是他反对中国水前房角镜。

其实，1938年的Goldmann前房角镜根本就无法与中国水前房角镜相比，不怕不识货，就怕货比货，Goldmann前房角镜就像一个步枪，中国水前房角镜就像在一个步枪里面还暗藏了导弹。这个水前房角镜的本事可就大了，导弹，谁不知道二炮的厉害。你Goldmann前房角镜的落后差距也太大了，就算你能千方百计想弄一个导弹也暗藏在你的肚子里，哪家工厂能完成这项任务呢？没有任何一家工厂有这样的技术。查一查水前房角镜的来历，就会知道，角膜黄色反射征（即所说导弹）不是人力所为，而是大自然的鬼斧神工。这就没有辙了，你这条心就死了吧。

一个1938年出厂的器械，到了2015年成了废品是很普通的事情，为什么就想不开呢？

Goldmann前房角镜只有下台才能以谢天下。任何想阻挡根治世界前房角镜失明危机的企图都不会得逞，1938年科学落后，2015年科学进步，这是谁也无法对抗的，历史的脚步就是这样走过来的。

一百五十七、为什么77年不能发现世界前房角镜危机

为什么世界眼科77年没有发现世界前房角镜失明危机？因为没有独立思考精神。眼科医生只把自己当作一个坐享其成的受益者，使用Goldmann前房角镜，而不知道自己同时应当是一个审查者，考查Goldmann前房角镜的优缺点。1938年限于科学水平不高发现不了它的设计缺陷，但是，到了2015年，科学突飞猛进，仍然看不出来Goldmann前房角镜的死角，就是问题了。把Goldmann前房角镜看作一个永远先进的器械，1938年，世界不会永远是1938年，世界已经到了2015年，你和Goldmann前房角镜一起还是留在1938年，就不好办了。为什么你总觉得它好，因为你和它同在，如果你与2015年同在，你就知道它不行了，它太落后了。事情就是这个样子的。

一百五十八、评世界前房角镜危机：77
年一梦间

世界前房角镜失明危机（1938—2015）长达77年，世界眼科难脱失察之责。尽管世界眼科在白内障、青光眼、屈光手术3个方面取得了伟大的胜利。但是，功是功，过是过，在世界前房角镜危机这方面损失重大，不能文过饰非，而应进一步讨论，吸取教训。

值得重视的一种论调，必须澄清。认为"Goldmann前房角镜已经使用了77年，说明它是靠得住的，经得起77年的历史考验，77年正是它的金牌"，按照这样的说法，77年的世界前房角镜失明危机不但无罪而且有功了。这说明还没有从这77年的一场噩梦中醒过来，主观臆断，说的全是梦话。

这和科学水平不高是分不开的。尽管他在眼科其他方面可能造诣很深，唯有在前房角镜方面没有水平。不，是有水平的，什么水平？1938年Goldmann的水平，是从Goldmann学来的。今日世界眼科，哪一位不是Goldmann水平？一律是Goldmann水平，也就是1938年水平。问题就在1938年水平，1938年水平除了一直在给世界眼科造成秘密的负面作用，77年间一步改进也没有。一梦到了2015年，眼科的改进突飞猛进，白内障、青光眼、屈光手术的水平与1938年相比简直是不可同日而语。由此可知，Goldmann前房角镜岂能置身世外，其1938年水平肯定不能与2015年水平同日而语，不过，人家白内障、青光眼、屈光手术是向上，你Goldmann前房角镜却是向下。这很公平，不进则退嘛。

中国水前房角镜的崛起给世界眼科带来了光明和希望。1970年发明的中国水前房角镜不负众望，于1972年又发现了角膜黄色反射征，这是一个在世界眼科发生的惊天动地的大事。角膜黄色反射征打破了世界眼科无力早期诊断眼球铁质沉着病的完全没有希望的原始状态，一跃而成为天字号科学绝技（非人力所能为）

的划时代的里程碑。在世界上任何国家都拿不出来可以相提并论的新的发现。由此可见，中国科技的魅力的一斑。

中国科技飞速发展达到了不用中国技术（中国水前房角镜和角膜黄色反射征）就不能拯救世界前房角镜失明危机，是中国科学帮助了世界眼科解决世界前房角镜失明危机，世界眼科应当知道，拯救世界前房角镜失明危机是中国启用了世界上独一无二的天字号绝技，在科学上、在道义上，对世界眼科的无私援助，因此，完全没有必要消极抵抗，应当加强合作，走出困境。

1938年的三八大盖枪，今日安在？飞机、导弹换了多少型号？已经是司空见惯，换一个废品Goldmann前房角镜，算得了什么？不过是例行公事而已，有什么大惊小怪的？丢掉了一个废品，换上了一个天字号的英雄品牌中国水前房角镜，帮你世界眼科消除危机，走上飞跃发展的光明大道是何等好啊。为世界眼科欢呼吧，别那么小家子气，朋友们，举起双手，迎接更加美好的明天吧！

一百五十九、评世界前房角镜危机：中国一杯水，水中"百万兵"

历时77年，雪积三尺，非一日之寒。所有的世界眼科医生都是从Goldmann前房角镜学到他的一套前房角镜技术，由于1938年科学水平不高，不知道他的前房角镜的设计是有缺陷的。从1938年到2015年77年他的前房角镜没有任何进步。他的前房角镜已经固定化，一些医疗器械哪个不是随着时代前进，不断改进，日新月异，而他的前房角镜纹丝不动，竟然成为眼科医生崇拜的前房角镜之王。

不能发现世界前房角镜失明危机，是误以为Goldmann前房角镜技术最高，已经达到了顶峰。由于不善于学习，不识大局，囿于知识局限，没有见过大世面，区区一个Goldmann前房角镜竟然把人们弄成神魂颠倒，失去认知能力，被其Goldmann化。

没有超前的、历史上从来没有过的Goldmann前房角镜望尘莫及的中国水前房角镜和角膜黄色反射征，就不可能拯救世界前房角镜失明危机。中国水前房角镜普普通通，貌不惊人，一看就不招人喜欢。它能有什么本事？中国有2 000人在使用，有2 000人被水前房角镜化，他们是志愿者，肯定是他们认为好才使用的。今天复习一下《卖柑者言》，金玉其外，败絮其中，正是Goldmann前房角镜今天的真实写照。角膜黄色反射征的天字号绝技就是它能把早期眼球铁质沉着病无法查出的一道世界眼科无法解决的死题硬是给最高明、最精确地彻底解决了。世界眼科高手如林，无法解决，为什么水前房角镜就能不费吹灰之力解决这个任何人也解不开的死题呢？这就是这篇博文题目讲的《中国一杯水，水中"百万兵"》。中国一杯水，当然是指水前房角镜，一杯水多么简单，清清白白，成本太低，做不了任何事情，不料想这水中百万兵可就厉害了。你不是Goldmann化森严壁垒吗？谁能拯救世界前房角镜失明危机？恐怕接近不了你，早就被挡下来了。势力不小啊！你再强，也毕竟是地上之物，我水中百万兵乃天上之神兵，你碰不得我。非角膜黄色反射征不能占领世界前房角镜领域，非角膜黄色反射征不能打破Goldmann化，非角膜黄色反射征不能征服迷信，非角膜黄色反射征不能赢得世界眼科医生的青睐。

角膜黄色反射征是大自然所赐，是天助我也，是天灭Goldmann也。

一百六十、评世界前房角镜危机：为何没有反批评

黄树春著《根治世界前房角镜危机非水前房角镜莫属》（辽宁科学技术出版社，2015）出版已经8个月了，当然，扣除工厂到书店这段安排时间，也有5个月了。这本书向全世界揭开了世界前房角镜危机的盖子，使这一延续77年无人知晓的世界前房角镜失明危机终于暴露于光天化日之下。这是一件震惊世界的大事。就是再懒，也不能77年不闻不问，把Goldmann前房角镜，一件1938年的废品拖到2015年还不处理。这一废品因不能检查出角膜黄色反射征而致早期眼球铁质沉着病漏诊，失去抢救时机无辜陷于失明。这一废品给世界眼科造成77年不光荣的血泪历史。令人深以为憾。

书上了北京王府井新华书店的5楼（生物医学部）和各大书店的柜台，上了各大商城以及各家网上书店的目录。5个月过去了，为何没有反批评？

世界眼科高手如林，莫非各位都对这本书没有异议吗？这是世界眼科的一件极为严重的事件。世界眼科如林高手，心里面肯定早已有了数，这个问题是不能回避的。世界眼科的每一位眼科医生更不能袖手旁观，你们是世界眼科的主人。群众是真正的英雄，群众路线是一条基本路线，无视群众路线，一切事情都是难以办好的。

77年的历史已经过去了。不必追究，也不能追究历史责任。1938年Goldmann前房角镜这一废品的Goldmann化是通过老师带学生，代代相传，自然形成的，是历史遇见了一个科学的误会。从1938年到2015年外国192个国家没有任何人反对过Goldmann，只有中国有一个人反对Goldmann。中国这个人不是他有什么能量可以反对Goldmann，而是历史又遇见了一个科学的偶然。中国水前房角镜和角膜黄色反射征来到人间纯属偶然。水前房角镜

学系列著作11本书证明，水前房角镜和角膜黄色反射征均非人力所为，角膜黄色反射征就暗藏在水前房角镜的肚子里，这是未曾见过的令人欢喜令人惊讶的绝妙神技。这都不是黄树春人力所能及。曾经讲过多次，人们总以为这是托词，是从矛盾先生的《子夜》抄来的。他说，《子夜》是从防空洞里拾到的一个笔记本的内容。当时社会情况复杂，矛盾先生不得不这样说。

今天看来，水前房角镜极其简单，是事后诸葛亮，若在1970年水前房角镜的密码从天上掉下来之前，水前房角镜，那可是与人世间隔着一重天，无人可知。水前房角镜的角膜黄色反射征更是秘中之秘。我若是知道其中还有角膜黄色反射征，在未发现角膜黄色反射征之前是绝对不能单独公开发表水前房角镜的。这证明，水前房角镜和角膜黄色反射征绝对非人力所能及。

历史的科学误会与历史的科学偶然是如此组合在一起造成了77年的一场世界前房角镜危机的起源与终结。但愿，历史不再重演这段悲欢离合的故事，让全世界眼科医生团结起来走向美好的明天。

一百六十一、评世界前房角镜危机：193个国家和31个地区每天无辜失明知多少

全世界193个国家和31个地区每天都在一批人因无辜失明而蒙受了大难。说他们无辜是Goldmann前房角镜惹的祸。1938年的Goldmann前房角镜在2015年是一件典型的废品。黄树春著《根治世界前房角镜危机非水前房角镜莫属》（辽宁科学技术出版社，2015年1月出版发行）向天下昭示，Goldmann前房角镜是一个废品，它不能检查出角膜黄色反射征，100%漏诊早期眼球铁质沉着病，致失去抢救时机，无辜失明。现在，具体地说，就在2015年8月23日写这篇新浪博文的时刻，就有眼科医生在给病人用Goldmann前房角镜检查眼睛。不幸的是，这个病人是一个早期眼球铁质沉着病，经过Goldmann前房角镜的检查，被漏诊了（只要是早期眼球铁质沉着病100%漏诊）。

这个被漏诊的病人经过半年自己没有感觉，不知道他的眼睛里的铁质沉着正在可怕地、悄悄地增多，再过几个月，已经视力不佳，再去医院检查，很容易就发现了这是眼球铁质沉着病，遗憾的是，虽然经过手术，然而为时已晚，这只眼睛就悲惨地失明了。若是经过中国水前房角镜的检查，世界上独一无二专门早期诊断本病的角膜黄色反射征立即发现本病，入院抢救手术，是可以保住有用的视力的。由此看出，漏诊造成无辜失明，是谁之罪？祸首就是那个1938年的废品——Goldmann前房角镜。

医学科学是为病人服务的，不管你如何无知，持何等偏见，在现行犯罪的情况下，在193个国家和31个地区，一刻也不停止的犯罪危机情况下，应当施加您的权威影响，向有关部门反映，立即撤下Goldmann前房角镜，立即使用中国水前房角镜，拯救世界前房角镜危机。

一百六十二、评世界前房角镜危机：勿用1938年废品Goldmann前房角镜

1938年废品Goldmann前房角镜过去77年办的错事既往不咎，但是，知错必改，不能继续使用该镜，因为使用它就意味着193个国家和31个地区每天都有早期铁质沉着病被漏诊，导致失去抢救时机而无辜陷入失明的深渊。

中国水前房角镜的角膜黄色反射征1974年在《人民军医杂志》发表，1979年在第二届眼科全国代表大会（500名代表）作大会报告并放映幻灯片。1980年在《中华眼科杂志》发表角膜黄色反射征原著论文，1981年、1982年在日本《临床眼科杂志》发表3篇角膜黄色反射征原著论文。在国内其他杂志发表的论文就不一一列举了，在拙作《根治世界前房角镜危机非水前房角镜莫属》（辽宁科学技术出版社，2015）一书和本书参考文献中可以查看。

角膜黄色反射征是专门早期诊断眼球铁质沉着病的世界上独一无二的、任何国家都没有的拯救世界前房角镜危机的唯一超前的顶级眼科诊断方法。2015年摧毁Goldmann前房角镜的危机统治，正是角膜黄色反射征的不可抗拒的、神奇的功力，"太公在此，诸神退位"。

角膜黄色反射征作为中国水前房角镜的第二系统是开世界前房角镜领域的新生面，那个1938年发明的Goldmann前房角镜压根儿就没有其第二系统，还要多说吗？真正的科学，不论是谁，也得同意废品是应该下台的。只要废品用一天，就会有病人付出代价，当今文明世界怎能受得了这样野蛮的、霸道的违反人道主义的犯罪行为？科学和人道主义不容如此践踏。

一百六十三、评世界前房角镜危机：宣传问题

黄树春著《根治世界前房角镜危机非水前房角镜莫属》（辽宁科学技术出版社，2015）1月出版，至今已经售出了80%左右，京东商城只剩下2本由王府井新华书店发行。4月才摆到书店柜台上，5个月卖出去80%算快的了。这买书可不像看我的新浪博客（讲的是水前房角镜和世界前房角镜危机），有1 000人看，可能一个眼科医生也没有，但是，买去的书的读者可能都是眼科医生。这本书的80%已经有了它们的主人。这说明，纸里包不住火，不管读者对本书有何看法，世界前房角镜危机这个秘密运行77年的重大医疗事故已经被一小部分眼科医生知道，星星之火可以燎原。

水前房角镜能解决世界上没有人能解决的世界前房角镜危机，这个世界前房角镜危机也真够严重的了。一个1938年的有缺陷的Goldmann前房角镜竟然被神化，延续77年漏诊相关病人，使其失去抢救时机而陷入失明者不计其数，这样的重大医疗事故堪称世界第一。在世界上，世界眼科医生迷信Goldmann，达到了Goldmann化的程度，也堪称世界第一。如果没有世界第一的法宝，是无法拯救世界前房角镜危机的。都说"无巧不成书"，可真是这样，无巧不成书，偏巧，世界前房角镜危机需要水前房角镜来拯救它。黄树春著《根治世界前房角镜危机非水前房角镜莫属》一书真的就出版了。这叫各取所需，世界眼科需要这本书拯救世界前房角镜危机这个不治之症，这本书正是为拯救世界前房角镜危机而作。

如果你是一个眼科医生，看到了这本书，请你立即撤下Goldmann前房角镜，换上中国水前房角镜，这是大势所趋。

请你做一些力所能及的宣传工作，这是对193个国家和31个地区利国利民的好事。中国眼科的发明发现能为全世界眼科服务，是一件大好事，读者对这本书是可以理解的，会支持的。

一百六十四、评世界前房角镜危机：学点科学真不容易

世界前房角镜危机（1938—2015）是延续77年的非常严峻的事情，拯救世界前房角镜危机是刻不容缓的急需处理的事件。世界前房角镜危机是一部活生生的科普纪录片。

常言道"名师出高徒"，其实，并不尽然。Goldmann可以说是一位名师，然而，他没有出高徒，在世界眼科却出了10万低徒。它在1938年，那时科学水平不高，人们并不知道他的前房角镜设计是有缺陷的，于是信奉他的前房角镜为圣镜，天长地久，就被他给Goldmann化了。一化就是77年。当3/4个世纪已经过去，一梦醒来，2015年没有再给他好运，他的前房角镜已经存在缺陷。时间无情，沧海桑田。

揭发世界前房角镜失明危机可是真不容易啊！Goldmann的问题非同一般，他77年来把世界眼科医生的心全收住了，谁反对Goldmann，谁就得罪了世界眼科医生，他的势力就是如此之大。这是人们迷信他造成的。在这里，科学是无力的，感情代替了真理，强烈呼吁刊登论世界前房角镜危机的文章相关杂志，这个世界首创的文章（谁敢写这样冒天下大不韪的文章，所以，是世界首创）登了它，难道天会塌下来吗？天不会塌下来，但是，Goldmann前房角镜会掉下来。不登这篇论文，就能保得住Goldmann前房角镜吗？保不住的。为什么保不住？因为它有缺陷，它会使患者的疾病得不到快速治疗，使不计其数的无辜失明者无处申诉，怨气冲天，违反科学和人道主义。按照生物界的全或无定律。它不能检查出角膜黄色反射征就是无，是零分。中国水前房角镜能检查出角膜黄色反射征就是全，是满分。1938年的产品，它与中国水前房角镜是0：1，Goldmann前房角镜应立即停用。

一百六十五、评世界前房角镜危机：为192个外国和31个地区眼科医生多说几句话

　　拯救世界前房角镜危机，外国人不大愿意听，他们一贯地把Goldmann前房角镜视作他们的骄傲。一个中国非著名的普通眼科医生居然敢把矛头指向他们的头牌眼科之宝，说它是世界前房角镜危机的根源。"不要说是一个普通眼科医生，就是谁，也不敢把世界前房角镜危机的帽子强加到世界眼科的头上。"

　　从中国现代眼科学的历史来说，中国都是从外国眼科学来的，即使到了最近几十年，中国眼科学在某些方面已经超过了外国眼科学，外国人仍然认为中国眼科学还是外国眼科学的翻版。外国人认为，中国眼科学没有自己的发明发现，只能是外国眼科学的影子。"我们外国人自己都没有看到Goldmann前房角镜有什么缺点，中国人竟然能提出世界前房角镜危机，真是荒唐之至。"

　　不难看出，外国眼科的观念是多么陈腐。他们不知道，1970年中国眼科发明了水前房角镜，出版了水前房角镜系列著作11本书。1972年中国眼科发现了眼球铁质沉着病在水前房角镜下的角膜黄色反射征（简称角膜黄色反射征）。他们不知道。这些发明发现正是Goldmann前房角镜的天敌，是现代科学技术的超前绝技的代表。他们不知道Goldmann前房角镜有缺陷，自然也就不会知道水前房角镜和角膜黄色反射征恰恰是Goldmann前房角镜的掘墓者。物竞天择是大自然的规律，Goldmann前房角镜77年如一日，丝毫进步也没有，纯粹的1938的废品，不为大自然所淘汰才怪了呢。

　　中国水前房角镜之所以成为世界眼科必选的原因是，在世界前房角镜中，包括Goldmann前房角镜在内，没有任何前房角镜具有第二系统。前房角镜的本能是检查前房角，这是前房角镜的第

一系统。水前房角镜不仅具有精良的第一系统，而且，特配第二系统，这第二系统就是中国水前房角镜的导弹，这个时代没有导弹的军队还是军队吗？同样地这个时代的前房角镜没有导弹（角膜黄色反射征）还能是前房角镜吗？全世界只有中国水前房角镜有第二系统，能把早期眼球铁质沉着病诊断出来：这可是百年来世界眼科医生梦寐以求的，世界眼科自己未能解决这个死题（谁也解不开的题目），中国眼科解决了这个死题，是何等好啊。

过去是世界眼科给了中国眼科不少的帮助，今天中国眼科有了帮助世界眼科的能力，真诚地指出了世界眼科存在的危机，提出了一整套根治世界前房角镜危机的方案、措施，提供一条龙服务。过去中国是施行拿来主义，现在是施行拿出主义，刚刚开始，欢迎笑纳。不管礼轻礼重，总是一点心意吧。中国人讲究，来而不往非礼也。并非只有这一个前房角镜危机根治的一份礼物，这一项科学加良知的礼物还没有被收下，第二项就不好安排了。

一百六十六、评世界前房角镜危机：世界眼科大灾大难77年瞎眼629万只无人知

航空失事，死亡上百人，广泛关注，人之常情，可贵的人道主义精神。然而，世界眼科大灾大难，Goldmann前房角镜引起的世界前房角镜危机秘密运行77年（1938—2015），无辜瞎眼629万人（单眼），却无人知晓。

Goldmann前房角镜之所以引起世界前房角镜危机，是因为它1938年问世时设计缺陷，仅有检查前房角的第一系统而没有第二系统即检查早期眼球铁质沉着病的角膜黄色反射征。

早期眼球铁质沉着病在Goldmann前房角镜下，不能被发现，以致漏诊，失去抢救时机，无辜失明。究竟这77年无辜瞎掉多少只眼睛，做一下统计。

全世界193个国家和31个地区加起来是224个单位。

每1个单位1天无辜失明1个人（单眼），全世界则为224人，224只眼。

每1个单位1年无辜失明365人，全世界则为224 × 365=81 760（人），81 760只眼。

全世界77年无辜失明则为77 × 81 760=6 295 520（人），6 295 520只眼。

全世界77年世界前房角镜危机无辜瞎掉629万多只眼睛。

一百六十七、评世界前房角镜危机：害人眼睛不用啥，Goldmann前房角镜就行了

　　世界前房角镜危机77年瞎了629万多只眼，人们不知道，以为是一件区区小事，为什么写了一本书黄树春著《根治世界前房角镜危机非水前房角镜莫属》（辽宁科学技术出版社，2015）还要再出一本书？因为第一本书没有引起大家的注意，现在仍然不停止使用Goldmann前房角镜，也就是说，不听劝告，我行我素，对这629万多无辜失明的眼睛没有表示出歉意。既往不咎，现在，以消极抵抗的态度对待这一重大医疗事故，明知故犯，性质可就不同了，要注意呢。

　　人非圣贤孰能无过，改了就好了嘛。采取不理睬办法是抗不过去的。629万只眼睛失明大案就凭不理睬就能化悲痛为逍遥吗？做错了就是做错了，不理睬不是上策，而是最低级的错误。不理睬损失了什么？失去了的是科学和良知。

　　全世界的眼科医生们：629万多只眼睛本来是观察世界万物的，它们已经看不见了，我们对受害者的歉意要落实到立即停止使用Goldmann前房角镜，拯救世界前房角镜危机非中国水前房角镜莫属。

一百六十八、评世界前房角镜危机：切莫忽视水前房角镜的作用

在根治世界前房角镜危机的过程中，主要是拿掉盘踞世界前房角镜领域77年的Goldmann前房角镜，其嚣张气焰不可一世，谁能压倒它，一定要有绝对优势，100%战胜它，使人们心服口服，才能完成这一拯救世界眼科前房角镜危机的重大任务。

谁有这个本事？谁也不行。世界眼科高手如林，他们身怀绝技，可就是没有能取代Goldmann前房角镜的东西。水前房角镜学系列著作第六本书是黄树春著《水前房角镜学23项首创的精髓》（辽宁科学技术出版社，2010），讲的是水前房角镜学的23项首创。有人就说，这本书没用。这说明他不晓得什么是世界首创，搞科学就是要搞世界首创。一本书写得很好，经验丰富，内容充实，颇为实用，很有价值。不过，有使用价值不等于有学术价值。一查，写得如此好的书是原创吗？非也，器械和方法都是外国人早就提出来的，并且，外国人已有原著。这就说明，外国人是首创，是世界首创。你以为你的大作现在远比外国人原著好，起码，也算个世界第二吧。大错而特错了。这就是不懂什么是世界首创了。

原来，这世界首创是太严格了，科学只承认世界首创，不承认世界第二，世界第二就已经是世界第末了。以为世界首创是可以唾手可得，所以藐视世界第一，"没用"是什么意思呀？大概是指"能当饭吃吗？"。

这次拯救世界前房角镜危机多亏有了角膜黄色反射征，不然的话，世界眼科将永远摆脱不掉世界前房角镜危机的纠缠，那个629万多只无辜失明的眼睛不知道要有几千万亿个接班的跟随他们形成没完没了的冤枉大军，天昏地暗，不知所终。世界首创的角膜黄色反射征到了拯救世界前房角镜的最关键时刻，没有辜负它的世界首创的天职。

一百六十九、评世界前房镜危机：水前房角镜学在拯救世界前房角镜危机中方见其科学本色

　　1938—2015年的世界前房角镜危机在77年的漫长岁月中毁灭了无辜病人的629万多只眼睛。这一世界前房角镜危机就像一座大山紧紧地压在世界眼科的肩头上。常言道，邪不压正。77年Goldmann前房角镜为所欲为，以金玉其外败絮其中的废品窃据世界眼科前房角镜领域权威前房角镜，漏诊早期眼球铁质沉着病，导致失去抢救时机，坑害病人无辜失明。

　　为什么世界眼科医生10万，77年不能发现这一震惊世界的毁灭629万多只眼睛的大惨案？原因是缺乏科学，迷信占了上风。盲目崇拜Goldmann前房角镜，Goldmann前房角镜成为世界眼科的霸王，不仅使眼科医生100%被其Goldmann化即迷信化，而且，一呼百应，能让眼科医生对根治世界前房角镜的檄文进行不予理睬，以守为攻，搞持久免战，封锁消息，阴谋拖上两年三载风头过去，危机一案自消自灭，我还是我，其奈我何。

　　不过，小心眼，盘算打错了。你以为，水前房角镜学也是一个油腔滑调的公子哥儿，一个江湖小混混，没有真才实学，竟敢在太岁头上动土，这还了得？

　　水前房角镜研究45年，不是在考察江湖骗术，而是从大自然背回来科学知识。一些江湖骗术是能骗人，但是不能骗科学。作为临床医生靠江湖习气应付病人可以得逞于一时，但终究要失败的。就拿这场世界前房角镜危机来说，77年没有露馅，所以，傲气十足，"谁敢动我"。谁敢动你？只有科学才敢动你。假科学保不了你，真科学才能动你。在这个正义、科学、良知的世界岂容你不守规矩，横行霸道？

　　水前房角镜的科学升级：表现为1972年角膜黄色反射征的发现，这一发现给水前房角镜武装上第二系统，这就使水前房角

镜从地上的水平一下子提升到天上的水平而无敌于天下。水前房角镜和角镜黄色反射征2015年成为拯救世界前房角镜危机唯一法宝。没有这一法宝世界前房角镜危机就没有救了，世界眼科也就没有救了，因此，世界眼科将永远成为瞎眼世界眼科，请问，这如何向世界人民交代？

Goldmann前房角镜只有第一系统，只能检查前房角，不能检查角膜黄色反射征，因此，就不能早期诊断眼球铁质沉着病，以致77年（1938—2015）导致无辜失明已经达629万多只眼睛。这是一个初级科学器械由于设计缺陷造成的世界前房角镜危机的大血案。

不用科学的方法、知识，77年世界眼科10万医生不能解决这一危机，当水前房角镜学于2015年出版了《根治世界前房角镜危机非水前房角镜莫属》（辽宁科学技术出版社，2015），还是不讲科学，拒绝科学论证和铁证如山，就好像世界眼科是处于一个只有无知没有科学的时代，在当今世界哪里还有不讲科学的。科学永存，反科学的就没有立足之地。

一百七十、评世界前房角镜危机：根子在国外

世界前房角镜危机被揭发，一场77年的世界眼科大血案，毁灭629万多只眼睛的重大医疗事故，竟然若无其事地对科学的批判置之不理，现在继续使用的危机祸首Goldmann前房角镜，明知故犯，不思悔改，这是对科学、真理、人道主义的公然反抗。

世界前房角镜危机为什么如此嚣张？原因是：根子在国外。外国眼科确实曾经给中国眼科不少帮助。中国眼科相信外国眼科，从外国学到了宝贵的东西，但是，非常遗憾地也从外国学到了坑人不眨眼的Goldmann前房角镜，人云亦云，跟着外国迷信Goldmann前房角镜，这也情有可原，因为Goldmann前房角镜刮的是世界旋风，世界各国都被刮入套中，概莫能免。

既然根子在国外，我就不能不关注外国人的动向。他们知不知道，世界前房角镜危机77年毁灭了眼球铁质沉着病本不应失明，硬是给漏诊失去抢救时机，使之陷入失明的万丈深渊？他们是否知道，77年（1938—2015）全世界因之瞎掉了629万多只眼睛？他们知不知道，中国眼科医生黄树春于2015年1月和2016年12月出版了两本书：《根治世界前房角镜危机非水前房角镜莫属》、《再论根治世界前房角镜危机》。他们知不知道，这个空前的悲惨的世界前房角镜危机是Goldmann前房角镜引起的，它是这场特大医疗事故的祸首？他们知不知道，这个有口皆碑享誉全球的Goldmann前房角镜竟是一个设计缺陷不合格的废品？由于1938年科学水平不高，设计不出来能检查角膜黄色反射征的第二系统，情有可原，但是，随着时代的前进、科学的发展，1972年中国水前房角镜发现了角膜黄色反射征，它是早期诊断眼球铁质沉着病的独一无二的准确、超前的绝技，是任何前房角镜都不具备的第二系统（第一系统是所有前房角镜都具备的检查前房角的功能），此征在1974年公开发表之后，世界眼科拒绝采用角膜黄

色反射征，使世界前房角镜危机继续横行41年。

1938年出品的Goldmann前房角镜，历经77年，到了2015年，没有任何改进，故步自封，怎么能不成为废品？一支三八大盖枪，现在还有人用吗？没有人用了。哪个国家的军队不用导弹（二炮），非要用三八大盖枪不可？只有世界眼科：还坚持一定要保住Goldmann前房角镜这个不折不扣的三八大盖枪，中国水前房角镜肚子里就有导弹（二炮），有什么理由不采用中国水前房角镜和角膜黄色反射征？Goldmann前房角镜不能再赖在岗位上，它霸占全世界眼科的岗位一天，就会有200多只无辜眼睛失明，因此，呼吁世界眼科发扬一下人道主义，不能为了一个有缺陷的Goldmann前房角镜，冉每天弄瞎200多只眼睛了。

一百七十一、评世界前房角镜危机：是救外国，不是损外国

拯救世界前房角镜危机，归根结底，是对谁有好处？明眼人一看便知，这是对外国有好处。为什么？世界前房角镜危机是世界性的，其危机遍及世界各国，193个国家和31个地区一个也不落。中国自然在其中，但是，就世界各国来说，只不过是1/193而已。外国引起的世界前房角镜危机，中国同样受害。中国没有因为是1/193而高高挂起，恰恰是中国眼科在世界上首先发现了77年搞瞎629万多只眼睛的世界前房角镜危机，它的祸首是Goldmann前房角镜。

一个外国的Goldmann前房角镜竟然起到了如此世界性的，巨大的破坏作用，是罕见的。世界眼科是干什么的？是保护视力，救治眼病的。世界前房角镜危机的所作所为与世界眼科的宗旨背道而驰，它是世界眼科的一颗毒瘤，在肿瘤治疗方面，特定条件下，可以人带肿瘤共存进行治疗，但是，世界眼科不能带着世界前房角镜危机进行工作，道理很简单：若不割掉毒瘤，全世界每天要瞎掉224只眼睛，每年要毁灭81 760只眼睛。可以看出，为什么不立即除掉这颗毒瘤？难道说，人的眼睛就这么一钱不值吗？对629万瞎眼大案，立即整治，根治危机并不复杂，只要拿下Goldmann前房角镜，换上中国水前房角镜，大功告成，万事大吉。似这样，拔一毛利天下，何乐而不为？

事情已经很清楚了，是救外国，救世界眼科，对外国来说，一毛损失也没有。好心人难免替我担心，"写了两本书，把矛头指向了Goldmann前房角镜，指向了外国，你不怕人家讨厌你吗？"我写的书和新浪博客水平都不高，不过是摆事实，讲道理，如此而已，以令人讨厌换取世界每年不瞎81 760只眼睛，我愿足矣。

一百七十二、评世界前房角镜危机：不认科学只认人

世界前房角镜危机危害之大是其弄瞎了629万多只眼睛。水前房角镜学提出了根治世界前房角镜危机的建议，黄树春写了两本书：《根治世界前房角镜危机非水前房角镜莫属》（辽宁科学技术出版社，2015），《再论根治世界前房角镜危机》（辽宁科学技术出版社，2016）。

笔者在新浪博客写了197天，625篇博客。本来以为，又写博客又出书，时间也不短了，外国应当是知道了，不料，与192个外国和31个地区有极为密切关系的这件77年瞎眼大事件，外国至今还不知道。要说一个外国人也不知道，这不现实，因为，起码已经有美国博客全文转载了我的新浪博客2篇。但是，没有反应，这说明，知道的人与世界眼科无关。应当知道的世界眼科不知道，原来，我以为这互联网有多么快呢，现在看来还不如马快，怎么说？京剧《四郎探母》的杨延辉，快马加鞭一夜还，这快马是夜行八百里，这就是宋朝快马速度。如果骑上快马，这1年10个月怎么也跑它十几个国家吧。

为什么上互联网来借光？我是一个志愿者，没有经费。好好的眼睛，全世界193国家和31个地区，无一例外，77年被Goldmann前房角镜给弄瞎629万多只，没有人知道，自然就没有人管，你说，我一个志愿者既然知道了，能不管吗？我想，因为世界眼科不知道，若是有人知道，义无反顾，没有人会不管的。所以，希望大家都知道，这是一件非同小可的特大医疗事故，世界眼科10万医生受77年的蒙骗和委屈，他们完全有权利知道这个世界前房角镜危机的真相，他们不可能作壁上观，他们是世界眼科的主人，他们不可能不欢迎中国水前房角镜和角膜黄色反射征。

中国有个不好的习惯就是"看人下菜碟"。屠呦呦教授因为是"三无"教授，明明是中国人民的英雄、青蒿素治疗疟疾的发

现者，只能靠边站。若不是外国给了诺贝尔奖，谁认得她是谁？中国人不认识中国自己的英雄，诺贝尔奖给了"三无"教授，非常公平，人家是只认科学不认人。为什么"三无"教授能得诺贝尔奖，为什么三有教授不能得诺贝尔奖？原因很简单：三无教授是发明家，三无教授是实干的科学家，三有教授不是发明家，不是实干的科学家而是头衔家，值得三思啊。

一百七十三、评世界前房角镜危机：水前房角镜抢救危机千秋万代永远收益

全世界193个国家和31个地区的眼科医生、世界卫生组织、各国驻华使领馆、外国记者、媒体工作人员和网友们：告诉你们一件特大新闻，中国水前房角镜拯救世界前房角镜危机意义重大，功在千秋。

Goldmann前房角镜1938—2015年77年作为世界前房角镜危机的祸首，毁灭了629万只眼睛。水前房角镜学以铁证提请世界眼科撤下Goldmann前房角镜，因为它没有第二系统，不能检查出角膜黄色反射征，漏诊早期眼球铁质沉着病致使失去抢救时机而含冤失明。77年全世界共计被其毁灭629万只眼睛。

中国水前房角镜不仅有第一系统检查前房角，而且在世界前房角镜中，独一无二具有第二系统，专门早期诊断眼球铁质沉着病，只有中国水前房角镜和角膜黄色反射征才能拯救世界前房角镜危机，所以，必须立即用中国水前房角镜取代Goldmann前房角镜，否则，每天全世界将有224只眼睛毁于一旦，每年全世界将有81 760只眼睛被毁灭。

不过是用中国水前房角镜取代Goldmann前房角镜，举手之劳，立即就能扭转世界前房角镜危机，为眼科患者造福。拯救世界前房角镜危机不是权宜之计，而是千秋万代的永远收益。

一百七十四、评世界前房角镜危机：古有"河伯娶妇"，今有"人眼供奉Goldmann前房角镜"

河伯娶妇：战国时期，西门豹被派到邺城（今河北省临漳县一带）当县官。他看到这一带人烟稀少，满目荒凉，就问老百姓是怎么回事。一位白胡子老大爷说：都是河伯娶媳妇给闹的。河伯是漳河的神，年年都要娶一个漂亮的姑娘，要不给送去，漳河就要发大水，把田地、村庄全淹了。西门豹他细一打听，知道是地方上的贪官跟巫婆串通起来搞的鬼，心里很气愤。待第二年"河伯娶妇"的这天，西门豹到了现场。他看大大小小的官儿和装神弄鬼的老巫婆全来了，就提出要亲自看看河伯的新媳妇。当他看见那个要嫁给河伯的不幸女子时，就对巫婆说："怎么找了这么一个丑丫头？太不像话，麻烦你去告诉河伯一声，等找到漂亮姑娘再给他娶媳妇！"说完一挥手，他的随从立即上来，把巫婆一下子推到漳河里去了。接着，以派人催问为借口，把巫婆的大徒弟和一个民愤极大的贪官相继扔进河里。这样一来，那些干坏事的家伙都吓呆了，一个个跪在地上磕头，求西门豹饶命。打那儿以后，谁也不敢再提给河伯娶媳妇的事了。西门豹带领全城老百姓挖河修坝，根除水害。漳河两岸年年丰收，人们都非常感激西门豹。

以上河伯娶妇资料引自华夏经纬网（10/13/2004/11：16）

人眼供奉Goldmann前房角镜：1938年Goldmann前房角镜问世，因其首创间接式反射型前房角镜，自立门户。当时科学水平低，人们不知道它的设计缺陷，误以为是最好的前房角镜，流行于全世界眼科，每个国家眼科均用此镜。一用就是77年（1938—2015），由于它不能检查出角膜黄色反射征，所以，眼球铁质沉着病的早期病例均被Goldmann前房角镜漏诊，失去抢救时机，而含冤失明。77年全世界因此被其毁灭629万多只不应失明的眼睛。2015年黄树春著《根治世界前房角镜危机非水前房角镜莫属》出版发行（辽宁科学技术出版社，国际书号978-7-5381-8878-3，大32开，200千字，221页，2015.1）。本书揭开了秘密运行了77年的世界前房角镜危机，其要害就是Goldmann前房角镜只有检查前房角的第一系统，没有检查眼球铁质沉着病的第二系统，在Goldmann前房角镜下眼球铁质沉着病大摇大摆地就溜掉了，该镜的漏诊犯下了不可饶恕的罪行，被漏诊的眼球铁质沉着病的眼睛就死定了，没有了活路。该镜77年在全世界共毁灭629万只眼睛。是可忍，孰不可忍。

　　中国眼科医生黄树春在本书提出的根治世界前房角镜危机的方案是根据其发明发现的科学方法——中国水前房角镜和角膜黄色反射征，铁证如山，证明了它们是拯救世界前房角镜危机的唯一的救星，世界上没有任何方法能解决世界前房角镜危机。只要撤下Goldmann前房角镜，换上中国水前房角镜，拯救世界前房角镜的任务立即完成。

　　完成根治世界前房角镜危机，结束了77年不断以牺牲人的眼睛向Goldmann前房角镜供奉的历史悲剧。建议各国立即处理，斩断世界前房角镜危机的存在的根子，彻底制止其危害人的眼睛罪行。"河伯娶妇"和"人眼供奉Goldmann前房角镜"都给全世界留下了宝贵的教训。

一百七十五、评世界前房角镜危机：牺牲629万只眼睛不够，还要让子孙万代永远牺牲下去吗

　　一场77年的世界前房角镜危机使世界各国共牺牲了629多万只眼睛，不是猪羊的眼睛而是人的不应该失明的眼睛。拿这629多万只眼睛供奉Goldmann前房角镜。黄树春著《根治世界前房角镜危机非水前房角镜莫属》（辽宁科学技术出版社，书号ISBN 978-7 5381-8878-3，人32开，200千字，211页，2015）。出版已经一年，世界眼科界无声无息，就像这629多万只眼睛被Goldmann前房角镜毁灭的情况与己无关，好像是另一个世界上发生的事情。现在，仍然继续按部就班照常使用Goldmann前房角镜，照常害死不应死亡（失明）的眼睛，一年下去，全世界就有81 760只眼睛成了供奉Goldmann前房角镜的牺牲品，这是多么令人不能容忍的事实。

　　难道说，牺牲了629万活生生的眼睛还不过瘾，硬是要把这一世界前房角镜危机传给子孙万代吗？谁不珍爱自己的子孙？一个好孩子，是爸爸妈妈的心肝宝贝，希望长大成为一个好人。不料，他（她）的眼睛竟然成了供奉Goldmann前房角镜的牺牲品。呜呼，始作俑者其无后乎。

一百七十六、评世界前房角镜危机：哀诗一首告青天

告青天

暗杀人眼629万，
世界各国无人知。
既往不咎犹可恕，
遗祸子孙绝不饶。

第一句注：Goldmann前房角镜没有第二系统漏诊早期眼球铁质沉着病，77年全世界被毁灭629多万只眼睛。

一百七十七、评世界前房角镜危机：1938年古董杀眼不用刀，上天派角膜黄色反射征降妖

黄树春著《根治世界前房角镜危机非水前房角镜莫属》（辽宁科学技术出版社，2015）是根治世界前房角镜危机的方案，揭开了1938—2015年Goldmann前房角镜77年由于其缺陷而使全世界629万多只眼睛失明的"罪行"，提出了中国水前房角镜和角膜黄色反射征是取代该镜的唯一有效的措施，平息世界前房角镜危机，铲除每一天都要毁灭眼睛的妖魔，保卫世界眼科健康科学的发展。

一个设计缺陷的1938年的Goldmann前房角镜，到了2015年，临床使用了77年，一查它的历史，有很多缺陷。因为全世界眼科均使用该镜，77年全世界有629万多只眼睛失明，这在医学界是世界第一。

为什么无人知晓？为什么现在知道了以后还不立即撤掉该镜？在全世界每一天还让该镜照常继续毁灭眼睛？难道这是看科幻电影吗？这不是电影的杜撰，而是活生生的事实，这是令人触目惊心的历史和现实正在进行秘密暗杀眼睛的案件。如果你还以为这不可能，那么，请你到任何一个医院，去眼科看一下，他们是否还在使用Goldmann前房角镜？不论哪一个国家，哪一个医院，肯定都在使用着该镜。你问问他们，Goldmann前房角镜是否漏诊眼球铁质沉着病？他们会说："不知道。"多么可怕。我在新浪博客一两天就发表一篇根治世界前房角镜危机的博客，3年了，眼科医生不知道，拙作《根治世界前房角镜危机非水前房角镜莫属》一书已经出版一年，结果就是这个样子的。这说明，Goldmann前房角镜的魔力是如此之大，把世界眼科医生给Goldmann化了。

我建议，世界眼科医生抛弃Goldmann化，为正义、科学和人道主义参加根治世界前房角镜危机，为世界眼科的光明前途贡献力量。

一百七十八、评世界前房角镜危机：中镜共外镜一斗，神奇斩荒诞一绝

在王勃的笔下"秋水共长天一色，晚霞与孤鹜齐飞"，使人畅快。现在，中国水前房角镜共外国Goldmann前房角镜一斗，神奇斩荒诞却给人们带来了邪不压正，大自然规则不可违，人心不可欺的今古奇观。

Goldmann前房角镜从1938年问世至2015年77年一直骑在世界眼科头上，为非作歹，漏诊早期眼球铁质沉着病，使之失去抢救时机而陷于失明的深渊。秘密运行77年的世界前房角镜危机的祸首便是Goldmann前房角镜，使629万多只眼睛失明。世界眼科被其Goldmann化（迷信化）。2015年黄树春著《根治世界前房角镜危机非水前房角镜莫属》一书（辽宁科学技术出版社，2015）揭开了这一个荒诞的秘密，现在是本书出版一年，世界眼科对这一荒诞的血淋淋的特大医疗事故不予理睬，让全世界一年毁灭81 760只眼睛的牺牲继续为Goldmann前房角镜上供，多么荒唐，呜呼，正义何在？科学何在？人道主义何在？

你看看这个Goldmann前房角镜有多么厉害，它凭什么迷住了世界眼科？其实，只是人们不知道它原本就是一个设计缺陷的废品，科学水平低，不识庐山真面目，人们被他迷惑得一塌糊涂，荒诞到东窗事发，依然荒唐，拒绝批评，不思悔改。

其实，一部水前房角镜学，研究了45年，除了一些名词术语是我在无可沿袭的情况下命名的，水前房角镜学的学问和本事都是大自然所赐，我不过是个记录员而已。因为你没有看过拙作11本书，所以觉得不靠谱，如果你肯赐阅，就会知道不蒙人，真是真话。

不管Goldmann前房角镜多么厉害，多么荒诞，水前房角镜和角膜黄色反射征毕竟将其斩首，在全世界人民面前大曝其光。

　　为什么敢这样宣布，为什么敢这样目无天下？胆敢借上天的名义，如此，如此？回答是：这不是明摆着的嘛！没有金刚钻不能揽瓷器活，没有上天的旨意，谁敢胡来。证据是：水前房角镜和角膜黄色反射征绝非人工制造，全是天上的鬼斧神工。

一百七十九、评世界前房角镜危机：万国一镜，一头栽下去了

　　苏秦佩六国相印，Goldmann前房角镜却是万国一镜。哪一个国家不用？全用，无一例外。是因为该镜功高盖主才骑在世界眼科头上作威作福吗？否。查其历史方知，其实它不过是设计缺陷的一只废品，被捧为权威，造成了万国一镜的假象。2015年黄树春著《根治世界前房角镜危机非水前房角镜莫属》（辽宁科学技术出版社，2015）和《再论根治世界前房角镜危机》（辽宁科学技术出版社，2016）两本书揭穿了该镜77年在全世界使629万多只眼睛失明的"罪行"。在铁证如山的情况下，一头栽了下去，结束了它万国一镜的骗子生涯。然而，这里说的只是在科学上、在道义上、在良知上，世界眼科拖到今天也未对Goldmann前房角镜进行处理。现在，已经知道，继续留任该镜，每一天的代价是全世界224只眼睛瞎掉，全世界一年要牺牲81 760只眼睛。可能以为是我一个人写的书，"没有人听你的，有人来问我，我一摆手就把你给否了，人们只相信我，谁敢支持你。"你有权有势，到哪里，都听你的，你是万镜之王嘛。不过，书虽然是一个人写的，但是，请你注意：书的背后有正义、科学和人道主义的支持，你明白吗？

一百八十、评世界前房角镜危机：为什么外国要文过饰非

文过饰非，对世界前房角镜危机文过饰非，是外国对正义、科学和人道主义的亵渎。明明是外国的Goldmann前房角镜77年来对全世界的病人眼睛举起了刀，砍瞎了629万多只眼睛，明明是1938年的废品，明明是生来就不具备第二系统不能早期诊断眼球铁质沉着病，却被捧为万国之镜，欺骗病人，把医生Goldmann化（迷信化）。2015年被一个中国眼科医生揭穿，在2015年1月出版的黄树春著《根治世界前房角镜危机非水前房角镜莫属》（辽宁科学技术出版社）和2016年12月出版的同一作者著《再论根治世界前房角镜危机》两本书揭发真相、批判，指出既往不咎，必须立即撤下Goldmann前房角镜，不知者不怪罪，现在已经知道了，再明知故犯就是现行犯罪。这个警告不是法院的通告，但是在全世界道德法院已经立案，世界眼科违反正义、有悖于医德、缺乏良知，文过饰非。改了就好，不必追究法律责任。

为什么要文过饰非？外国在科技方面称霸世界已久，中国又过于谦虚，外国代表团来中国，你看那个神气，指手画脚，不可一世。他们可曾向中国学习过什么东西？不能说没有，只是极少。骄傲自大，已经习以为常，哪里能看得起你中国人的意见？你算干什么的？你有什么资格说三道四？

是啊，鄙人不是教授，更不要说什么"三无"，不是教授，何谈"三无"，只不过是毛遂自荐而已。毛遂自荐，外国人不明白。他们只要知道什么是角膜黄色反射征，就行了。作为一个眼科医生，不知道角膜黄色反射征，是太遗憾了。可以说，不知道角膜黄色反射征，就是枉为一世。角膜黄色反射征有这么大的意义吗？一个中国人发现的角膜黄色反射征，能够解除世界前房角镜危机，使世界眼科转危为安，改造了旧的世界前房角镜领域，建设了超前的世界前房角镜领域。这是外国人想也想不到的。没

有大自然派下来的背景，谁敢说这样的大话。大话一般是指假大空，在这里，说角膜黄色反射征的大话，这个大话意指角膜黄色反射征的伟大。一个疾病，没有早期诊断的方法是最危险的事情。外国人解决不了眼球铁质沉着病的早期诊断问题，中国独立自主，自力更生，只用一个不能谈"三无"的人就把这个天大的"死题"给干净利索地彻底解决了，中国人才济济，解决此问题，鄙人足矣，杀鸡焉用牛刀。

受崇洋媚外的影响，看我这样的博文都为我捏一把汗，"你一提外国，我就担心，人家捧外国人还捧不过来呢，你可倒好，人家不爱听什么，你就说什么，好像童言无忌。"谢谢，我是返老还童了。

一百八十一、评世界前房角镜危机：外国为什么耍赖，能赖得过去吗

光天化日之下世界眼科竟然耍赖，对世界前房角镜危机，对Goldmann前房角镜毁灭629万多只眼睛大血案不认账，"世界眼科本无事，庸人自扰之"。是小孩子玩耍赖吗？不是，是堂堂世界眼科。医院里为什么只有眼球铁质沉着病的中晚期病例？对这些病例医生大伤脑筋，做手术一次不行，再做第二次，费尽了心血，只落个"死马当活马医"的悲惨结局。

认真地想一想，这些眼球铁质沉着病的晚期病例是怎么来的？他们就是被Goldmann前房角镜漏诊的那些可怜的成为"死马当活马医"的早期病例，现在这些早期病例已经成为晚期病例，谁之过？这就是Goldmann前房角镜漏诊害瞎病人眼睛的铁证。

一百八十二、评世界前房角镜危机：看万国一镜不可一世，抓本质一针见血

世界前房角镜危机的祸首Goldmann前房角镜迷住了各国眼科，万国一镜，不可一世，所以，人们担心，怎么能取缔得了它呢？其实，这是只看到了它的现象，没有看到它的本质。只要抓住他的本质，一针见血，它就现出了原形。别看它拥有庞大的粉丝，有各国使用的地位，那10万人都是被骗的，都是一个声音，都是一样的意见，这就是说，他们地地道道的的确确是只有一个人，一个意见。既然如此，他们就没有多数的优势可言，你也是一个人，笔者也是一个人，算不算人数是以意见的数目为转移的，这样，人多势众就不存在了。在一对一的条件下，谁有铁证，谁就赢了。

Goldmann前房角镜毁灭了629万多只眼睛，并且不能检查出角膜黄色反射征，现在已经众所周知，即使你有10万张嘴也是赖不掉你的罪行啊。

一百八十三、评世界前房角镜危机：角膜黄色反射征的三大要素

　　1972年由中国眼科医生黄树春发现，1974年在《人民军医》杂志发表，1980年在《中华眼科杂志》发表，1981—1982年在日本《临床眼科杂志》发表3篇论文，其英文摘要被美国医学文摘和荷兰医学文摘收录。在拙作水前房角镜系列著作11本书中都有角膜黄色反射征的记述。国内其他杂志发表的二十几篇论文就不说了，反正外国人也不认识中文。要说保守，外国人还真是够保守的。1972年发现至今，角膜黄色反射征已经43岁了，世界眼科竟然不知角膜黄色反射征为何物。他们当然就不知道角膜黄色反射征是大自然派来的拯救世界前房角镜危机的。

　　Goldmann前房角镜以1938年的废品被误捧为世界前房角镜权威，风靡世界，77年全世界被它漏诊早期眼球铁质沉着病害致盲共计629万多只眼睛，造成了世界眼科史上特大的医疗事故。这场世界前房角镜危机秘密运行，长达77年之久，害毁眼睛高达629万多只，10万眼科医生毫不知情，给世界眼科造成的破坏力是惊人的、罕见的。2015年1月，拙作《根治世界前房角镜危机非水前房角镜莫属》一书正式出版至今已经一年，在新浪博客上发表博文625篇，世界眼科不能说完全不知道，他们想拖下去，避过这场风浪。如果世界上真的没有正义、科学、人道主义，也许会拖得过去？这是痴人说梦，不会得逞的。我想，世界绝对不可能丢弃正义、科学和人道主义，因为世界人民的本性是善良的。

　　不明白角膜黄色反射征，关系到世界前房角镜危机解决，科盲已经使629万多只眼睛失明，我们不能再科盲下去了。

　　角膜黄色反射征的三大要素：

　　第一，本征是眼球铁质沉着病（眼铁锈症）的本质反应，早期诊断的唯一方法。

　　第二，本征临床表现：在中国水前房角镜的检查之下，角膜

光学切面和角膜内圆顶呈现黄色（＋），橘黄色（＋＋），橘红色（＋＋＋）。颜色均匀一致。

第三，本征是中国水前房角镜之子，拯救世界前房角镜危机，上阵父子兵。

一百八十四、评世界前房角镜危机：由落后到顽抗大自然规律

2015年1月辽宁科学技术出版社正式出版黄树春著《根治世界前房角镜危机非水前房角镜莫属》一书拉开了拯救世界前房角镜危机的序幕。Goldmann前房角镜由77年（1938—2015）落后、无知，坑害629万多只眼睛，当知道正义、科学和人道主义对它的揭发批判之后，不思悔改，反而利用被其蒙蔽的对象形成保护伞，疯狂地顽抗大自然的规律。

新陈代谢是大自然的基本定律。人有生老病死，物有残破更新。你Goldmann前房角镜，1938年的一个有缺陷产品，赶不上时代的需求，让你下台，是很自然的事情。你要喊冤申诉吗？你以为你的保护伞蛮大，有权有势，能替你说话，你是大错特错了。谁不知道，你坑害了629万多只眼睛，你的官司，谁敢为你辩护？谁敢冒天下之大不韪为你陷于不义？

629万多只眼睛，那不是629万多只玻璃球，毕竟是人体不可残害的有生命的心灵之窗。过去你是科学水平不高，无知，情有可原，既往不咎，但是，现在，你已经知道了，正义、科学和人道主义把你告了。反而顽抗大自然规律，竟敢继续坑害病人，把毁灭病人眼睛当成儿戏。凡事总有个限度，现行犯罪，每年要使全世界毁灭眼睛81 760只，这样的大问题必须立即处理，不能无作为。

一百八十五、评世界前房角镜危机：毁灭629万多只眼睛必然封锁消息

世界前房角镜危机，毁灭了629万多只眼睛，Goldmann前房角镜，这个有缺陷的产品自然是把人的眼睛当作玻璃球，不然，为什么世界前房角镜危机的真相暴露之后竟然千方百计封锁消息，赶快把盖子盖紧，谁也不准发表意见，若是发表反对意见不就不打自招了吗？"压住阵脚，谁也不准泄露秘密，我们是铁板一块，只要不漏风声，顽抗到底，风声一过，万事大吉，能奈我何。"

毁灭629万多只眼睛的罪行，洗刷不掉，怎么办？只好采取这种封锁消息的办法，以为"什么人也不会说一句话，都听我的"这样的办法是骗人的绝招吗？灵吗？骗自己是灵的，但是骗别人就不灵了。首先，"不做亏心事，不怕鬼叫门。"不敢发言就暴露了心里有鬼，心里没有鬼为什么不敢吱声呢？你不吱声，就是默认了。最重要的是证据，有了铁证，不认账是没有用的。

再说了，世界如此之大，媒体如此之多，媒体的功能可不是为谁封锁消息的，而是传递消息的，大家已经知道了，美国博客今年就全文转载了我的两篇新浪博客。

一百八十六、评世界前房角镜危机：小学生都能判断出是（拯救世界前房角镜危机）和非（毁灭629万多只眼睛）

世界上罕见的，毁灭了629万多只眼睛的产品，在没有揭开盖子以前，Goldmann前房角镜竟然是堂而皇之的前房角镜权威，谁也不知道它是一个毁灭眼睛的杀手。谁能揭开它的杀手真相，不可能，77年的历史已经证明了这一点。现在，真相大白，这是大自然派中国水前房角镜和角膜黄色反射征来完成的。证据就是中国水前房角镜和角膜黄色反射征不是人造的，人工是造不出来的。中国的这一拥有24项世界第一的水前房角镜学的的确确是大自然赠给世界眼科的一份大礼。世界上竟然有这样神奇的事情。人们难以置信，这不奇怪，不告诉你角膜黄色反射征的秘密之前，你能造出来吗？你以为这个角膜黄色反射征不过如此，你也能做出来。秘密公开之后，谁做不出来？但是，你那是马后炮了，人家是世界第一，你是世界第二了，可是，在科学上，世界第二一钱不值，只承认世界第一，不承认世界第二，诺贝尔奖为什么不给世界第二？只给屠呦呦，因为世界第一发现者是屠呦呦而不是别人。

小学生能判断出水前房角镜和角膜黄色反射征是好，Goldmann前房角镜毁灭629万多只眼睛是坏，不费力气，眼睛看得清楚，心里明白，毫不犹豫，张口就来，天真无邪，童言无忌。至于成人，复杂了。问题就多了。一个小学生很容易回答的问题在有些人，就回答不了了。

一百八十七、评世界前房角镜危机：Goldmann前房角镜有几把保护伞敢与世界72亿人民对抗

Goldmann前房角镜77年（1938—2015）毁灭629万多只眼睛，2015年被黄树春著《根治世界前房角镜非水前房角镜莫属》（辽宁科学技术出版社，2015）一书揭发，这个世界前房角镜危机的祸首，在本书出版10个月之后的今天，仍在继续毁灭病人的眼睛，太猖狂了。人的眼睛629万多只，含冤瞎掉，世界人民72亿，与受害者有关的人就不下几千万。Goldmann前房角镜的缺陷毁了629万多只眼睛，怎么向这几千万病人的亲人交代？

一百八十八、评世界前房角镜危机：三千万人同落泪，三千万人共悲伤

世界前房角镜危机77年最大的损失就是629万多只的眼睛被毁灭了。人们看到了毁灭629万多只眼睛的惨案，其实，这场灾难的影响远不是仅仅这629万受害者，它的负面的影响涉及三千万人。谁家没有父母、兄弟、姐妹、子女，这些人连同受害者达三千万人。知道这三千万人是个什么概念吗？是一个国家的人数。有的国家还不到一千万人呢。

丢掉了一只眼睛，非同小可，一个人做了胃切除，谁也看不见，一只眼睛没有了，是什么样的心情，就不必讲了，大家都知道。亲人、亲情，三千万人的心情，大家都是理解的。

希望大家支持拯救世界前房角镜危机的工作。目前Goldmann前房角镜还在继续害人，请有关部门立即停止它的工作，不能再让它害人眼睛了。

一百八十九、评世界前房角镜危机：什么是真正的"诺亚方舟"

世界前房角镜危机发生了77年，Goldmann前房角镜惹下了大祸，毁灭629万多只眼睛。2015年，2016年水前房角镜学出版了两本书黄树春著《根治世界前房角镜危机非水前房角镜莫属》和同一作者著《再论根治世界前房角镜危机》（均为辽宁科学技术出版社出版）揭开了世界前房角镜危机的盖子，祸首是Goldmann前房角镜，铁证如山，不思改悔。

谁也保不住它，因为它是1938年的废品，有此罪行，更新换代势在必行。它不能检查出角膜黄色反射征（早期诊断眼球铁质沉着病的唯一方法，黄树春1972年发现），Goldmann前房角镜在科学上已经失去了上岗的资格，只有被淘汰，没有别的出路。

我建议世界眼科不要为难，乘上"诺亚方舟"离开苦海，世界需要你们，永远需要你们。这一"诺亚方舟"可不是彼一诺亚方舟。那是什么呢？是批评与自我批评。可见世界眼科前途光明，能创造出更大的贡献。

一百九十、评世界前房角镜危机：中国水前房角镜和角膜黄色反射征拯救世界前房角镜危机的意义

世界眼科前房角镜危机的祸首Goldmann前房角镜由1938年问世以来，77年，全世界秘密地漏诊眼球铁质的早期病例，使其失去抢救手术时机，含冤无辜陷入失明的深渊。至今被其毁灭的眼睛已达629万多只。如果没有中国水前房角镜学创建者黄树春于2015年1月出版了《根治世界前房角镜危机非水前房角镜莫属》（辽宁科学技术出版社），这一场世界眼科前房角镜危机，全世界每天被毁灭224只眼睛，每年被毁灭81 760只眼睛，将仍然无人知晓，就像1938年至2015年历时77年一样，世界眼科医生10万，除了中国没有任何人知道世界眼科前房角镜危机的严重性，令人触目惊心的是，没有中国发现这一严重事件，整个世界将千秋万代永远被Goldmann前房角镜控制，流毒千古，人类将永远无法摆脱这一浩劫。为什么人类要屈从一个1938年的废品？

世界眼科本来是保护眼睛治疗眼病的人类的天使，为什么世界眼科被自己圈子里的器械——1938年的废品Goldmann前房角镜蒙蔽了77年，对它的破坏作用不能发现呢？一般来说，医生掌握控制器械，一旦发现器械有问题，已经不能适应当前临床工作的需要，就会除旧更新，以策安全。可是，世界眼科在知道Goldmann前房角镜惹起的77年毁灭眼睛的缺陷——世界眼科前房角镜危机之后，不思改进，无动于衷，实在是出人意料，反常，表现为仍然被Goldmann前房角镜所控制，不听同道的劝告，不忠于科学而是依然效忠于Goldmmm前房角镜。这是什么原因？

这就是为什么77年不能发现Goldmann前房角镜这一内奸的原因所在。有关人员的思想已经完全被该镜所毒化，即完全被Goldmann前房角镜给Goldmann化了。一件1938年的Goldmann前房

角镜，被全世界的眼科医生用了77年即3/4世纪，父子相传，师徒相传，有的人一辈子用的就是这个Goldmann前房角镜，你说该镜是废品，惹了大祸，造成了世界眼科前房角镜危机，他能相信吗？他即使不再工作了，直到最后一天也是不会相信的。

至于外国人，那更是不相信的了。你要说，中国的导弹厉害，他相信；你要说，中国眼科发现了一个角膜黄色反射征，是拯救世界眼科前房角镜危机的唯一方法，他们不会相信。外国没有发现角膜黄色反射征，所以，除了中国，世界各国谁也解决不了世界眼科前房角镜危机的问题。

"有志者事竟成"。外国人不吃面包不行，你让他不用Goldmann前房角镜也不行。中国人说了他不信。外国人为什么就不能发现角膜黄色反射征？他们以为自己的科学能力打造的Goldmann前房角镜是世界上最高级典范，任何人不能超过它、胜过它。尤其是中国，你只能用外国的东西，你还没有资格说什么。"你只能听我说，历来就是如此，历史不就是这样走过来的吗？"

一百九十一、评世界前房角镜危机：Goldmann前房角镜迷信的万里长城

"万里长城今犹在"，中国的万里长城，曾经用于军事目的，现在，来中国的游客谁不想浏览一下它的雄姿，雄风犹存。今天讲的和英雄的万里长城没有关系。

在当前拯救世界眼科前房角镜危机的关键时刻，出现了另一座万里长城。这就是阻碍拯救世界前房角镜危机的Goldmann前房角镜的迷信的万里长城。这个Goldmann前房角镜的万里长城是抵抗拯救世界前房角镜危机的保护带，它把自己的拥护者关在此保护带的里面，防止他们冲出牢笼，另一方面，又阻挡前来拯救世界前房角镜危机的志愿者冲进来。这个万里长城用的什么材料？它不是物质的，不是钢铁长城，而是精神长城。这样一说，好像很体面，其实，再说下去，大家就明白了，他是一个名副其实的迷信保护带。它用迷信把人们隔离开科学，77年来它让人们成了Goldmann化的受害者，它利用了无知，有了无知就怕不上它的迷信的船，一旦上了贼船那就由不得你了。在此刻迷信俘虏了科学。不要以为这是言之过重，在历史上就曾经有几百年之久，地心说者（迷信）把日心说者（科学）囚禁、焚杀。想不到在此2015年文明世界，竟然演出了一场77年的迷信俘虏科学的世界眼科前房角镜危机的颠倒黑白闹剧，这一血淋淋的特大医疗惨案的代价是整个世界被毁灭了629万多只眼睛。受害者亲人三千万同悲伤。各国政府应当为之志哀。

一百九十二、评世界前房角镜危机：若非中国拯救世界眼科前房角镜危机，世界人民子孙万代在劫难逃

　　世界眼科前房角镜危机的拯救工作在全世界公众面前已经全面展开，公开进行，没有秘密。一个涉及629万多只眼睛被毁灭的世界眼科前房角镜危机，一件特大的血淋淋的医疗事故惨案，尤其是整个世界各国全都受害，这就需要全世界人民都知道。一部伟大的优秀的文学作品使全世界人民受益。这场经历77年（1938—2015）的世界前房角镜危机是世界眼科史无前例的浩劫。一个Goldmann前房角镜77年使全世界被毁灭629万多只眼睛，连同受害者亲人共达三千万。严重的问题是77年长达3/4世纪，世界眼科无人察觉，任此危机秘密运行，如果没有中国依靠自己的科技成就的力量发现了这一浩劫，世界各国永无宁日，子孙万代每天、每月、每年，年年月月永无休止地以每年81 760多只眼睛供Goldmann前房角镜毁灭，牺牲供奉的眼睛不是猪羊的眼睛，而是人的眼睛。

　　全世界人民、各国政府、医学界等各界知此灾情，并非自然的地震，而是世界人民自身包括其子孙万代的察觉不到的被毁灭的眼睛的"人震"，还如何能坐得住。一定会立即行动起来，尽速采取有效措施，不准Goldmann前房角镜上岗，用中国水前房角镜取而代之，因为中国水前房角镜是拯救世界前房角镜危机的唯一手段。

一百九十三、评世界前房角镜危机：中 国 发 明 发 现 制 止 Goldmann前房角镜缺陷

中国医学科学的发展拯救了世界眼科前房角镜危机，事实俱在，铁证如山，可是，外国不承认。在外国人看来，你中国医学是落后的，中国医学是靠外国医学发展起来的，没有原创。

外国人认为，Goldmann前房角镜自1938年首创以来使用77年，誉满全球，没有任何一个人反对它，你那个中国人，何德何能，敢反对它？

外国人这种看法不足为奇，他只知道Goldmann前房角镜77年的"光荣史"，岂不知，它的"光荣史"恰恰正是它的罪恶史。他以为，该镜世界第一，哪里知道，该镜并非有所建树的世界第一，恰恰相反，是不折不扣的遗臭万年的罪恶的世界第一。外国的Goldmann前房角镜漏诊早期眼球铁质沉着病使这些病人失去抢救时机而失明。77年由于该镜漏诊导致629万多只眼睛失明，也堪称世界第一了。对这样一个毁灭眼睛的恶魔竟然77年没有发现其罪恶如山的孽迹，还大言不惭地申斥替你拯救危机的志愿者，实在是无理。

不错，Goldmann前房角镜曾经是首创，到了临床使用，因其设计缺陷竟然成了毁灭病人眼睛的"恶魔"。外国经常自诩科学技术高明，科霸于世，无敌于天下，但是，时间是不饶人的，77年，沧海桑田，2015年Goldmann前房角镜成了有缺陷的产品。

不错，中国水前房角镜是首创，1970年挤上了临床眼科舞台，一个土生土长的中国水前房角镜，谁能看得起，但是，时间是帮助人的，曾几何时，1972年中国水前房角镜发现了角膜黄色反射征，立即身价百倍，今天成了拯救世界眼科前房角镜危机的唯一手段。

没有角膜黄色反射征，就不能战胜Goldmann前房角镜，就不能揭开世界眼科前房角镜危机的真相，就不能把Goldmann前房角镜驱除世界眼科。

角膜黄色反射征是中国医学科学的一根小草，一根"灵芝草"，它见了世界眼科前房角镜危机，自然就扑上前去，将受灾受难的世界眼科的前房角镜领域起死回生，这就是它的本性，中国医学科学的本性。

一百九十四、评世界前房角镜危机：为什么死死抱住山穷水尽，不要柳暗花明

Goldmann前房角镜是世界前房角镜危机的祸首，是非正义的，不要包庇；中国水前房角镜和角膜黄色反射征是正义的，应当支持。Goldmann前房角镜无论在科学上、道义上、良知上，都已经是必须否定，不能再让它继续害人毁灭眼睛，它上岗一年全世界就要被它毁灭81 760只眼睛。这怎么得了？为什么偏偏死死抱住Goldmann前房角镜，非要山穷水尽，而不要中国水前房角镜和角膜黄色反射征？究竟是为什么?一个人大公无私，就不会包庇山穷水尽，一个人大公无私，就不会亏待柳暗花明。

Goldmann前房角镜无理，败诉，中国水前房角镜和角膜黄色反射征有理，胜诉。要揭开秘密，不公开不行，错误一方隐瞒真相，颠倒黑白，死死抱住山穷水尽，就是不要柳暗花明。Goldmann前房角镜不具备第二系统，不能检查角膜黄色反射征，漏诊毁灭眼睛629万多只眼睛，这是铁证如山。中国水前房角镜和角膜黄色反射征具有第二系统，在世界上唯一能检查角膜黄色反射征，不漏诊，也是铁证如山。这两个铁证如山，无论谁来看，都会知道：中国水前房角镜和角膜黄色反射征是帮助世界眼科的，Goldmann前房角镜是坑害世界眼科的。

现在，世界眼科前房角镜危机的拯救工作在全世界公众面前已经全面展开，公开进行，没有秘密。一个涉及629万多只眼睛被毁灭的世界眼科前房角镜危机，一件特大的血淋淋的医疗事故正在请全世界公众裁决。

一百九十五、评世界前房角镜危机：一发千钧，世界人民子孙万代眼睛的安危就系在中国角膜黄色反射征上

中国角膜黄色反射征在拯救世界眼科前房角镜危机的机制中所起的作用是第一号的决定作用。这就是说，尽管Goldmann前房角镜漏诊导致毁灭629万多只眼睛，如果没有中国发现了角膜黄色反射征，那么，Goldmann前房角镜的毁灭眼睛的事实就会千秋万代也不能被发现。为什么永远不能发现这一缺陷？因为世界上所有的外国前房角镜都是同病相怜，全都没有第二系统，根本不能检查角膜黄色反射征，根本就不知道还有角膜黄色反射征这个事情，前房角镜与角膜黄色反射征之间是风马牛不相及，自有前房角镜100多年来就是如此。若非中国发现出了一个角膜黄色反射征，外国的所有前房角镜是不可能发现角膜黄色反射征的。道理很深，说白了，外国前房角镜之所以不行，因为它是人造的，而中国水前房角镜是大自然造的。地上造的东西怎么能与天上造的相比呢。

说角膜黄色反射征是鬼斧神工，不相信，就试验造一下，现在，角膜黄色反射征的秘密已经公开，当然可以造出来，在1972年10月28日角膜黄色反射征发现之前，能造出来才算数。既然角膜黄色反射征是大自然的产品，那么，它就是拿把地球都卖了的钱也还是买不到的了。中国得到大自然特别关照，所以，才有无私援助世界各国共同消灭世界眼科前房角镜危机的义举。这是中国对外援助一贯方针的体现。

回想起来是很害怕的，若非大自然的关爱，中国的努力，整个世界人民及其子孙万代就会遭受瞎眼灾难，永世不得脱身。一个角膜黄色反射征系着世界人民的重托，半点疏忽不得，好险哪！

一百九十六、评世界前房角镜危机：二者不可兼得，要Goldmann前房角镜，还是要子孙万代的幸福

　　根治世界眼科前房角镜危机，涉及世界各国人民及其子孙万代的安危，不是一件小事。一个1938年的废品Goldmann前房角镜至2015年77年来暗害病人眼睛629万多只。如不立即清除斩断世界前房角镜危机，全世界每年要被其毁灭81 760只眼睛，尤其令人触目惊心的是该镜将使世界人民的子孙万代永远逃不掉受该镜追杀的厄运，这是世界人民所不能容忍的。光天化日之下，世界人民竟要受此灾难，连自己的子孙万代也不放过，世界人民被Goldmann前房角镜当作了什么？如果世界眼科Goldmann前房角镜不立即悬崖勒马，放下屠刀，退出世界眼科，各国人民、各国议会、各国政府能答应吗？

　　在这场拯救世界眼科前房角镜危机保卫世界人民和子孙万代免受其害的斗争中，你在道义上支持谁，二者不可得兼，要Goldmann前房角镜？还是要子孙万代的幸福？

一百九十七、评世界前房角镜危机：世界各国人民，你们愿意子孙万代瞎眼永无免灾之日吗

　　这正是"闭门家中坐，祸从人间来"。世界各国人民，你们知道世界眼科前房角镜危机的骇人听闻的害人眼睛的新闻吗？是啊，有很少的人才知道。世界眼科有一个Goldmann前房角镜，由于设计缺陷，使早期眼球铁质沉着病漏诊，不能早期诊断出来，耽误了抢救时机，以致陷于失明。由1938年至2015年共导致全世界629万多只眼睛失明，是史无前例的血淋淋的医疗特大事故。不仅如此，若是不立即消灭这一危机，整个世界各国人民的子孙万代要遭受瞎眼浩劫的宰割。受苦受难，永无脱身之日。

　　黄树春已经出版了《根治世界前房角镜危机非水前房角镜莫属》（辽宁科学技术出版社，2015），一看便知详情。因为事关世界各国子孙万代摆脱瞎眼灾难，所以，也请看看我写的新浪微博625篇。世界人民有知情权，世界眼科前房角镜危机毁灭629万多只眼睛的罪行侵犯了世界各国人民的人权，仅此通报情况。

一百九十八、美国博客转载黄树春新浪博客《落后的外国前房角镜与超前的中国水前房角镜科学之争》

黄树春2014年1月6日在新浪博客发表了《落后的外国前房角镜与超前的中国水前房角镜科学之争》，美国博客于2015年5月23日转载了这篇博客。

先有了外国前房角镜引起祸端，Goldmann前房角镜77年（1938—2015）坑害了629万多只眼睛无辜失明，这就是世界前房角镜危机的起源和现状。

1970年发明了中国水前房角镜，1972年发现了角膜黄色反射征，2002年正式建立了水前房角镜学，出版了水前房角镜学的教科书黄树春著《水前房角镜学》（江西科学技术出版社，16开，263页，383千字，2002）。出版了水前房角镜学系列著作11本。要想根治77年的世界前房角镜危机，别无良策，只有后起的、超前的水前房角镜学向先有的、落后的Goldmann前房角镜发起拯救世界前房角危机的科学之争。科学之争的性质决定了解决这场世界前房角镜危机的命运，必须以科学为依据，以实事求是为准绳，明辨是非，才能顺利完成这一改造旧的、落后的世界眼科前房角镜领域，建设新的、超前的、科学的世界眼科前房角镜领域。

在此前提下，检阅一下双方的科学实力是非常必要的，这也是《落后的外国前房角镜与超前的中国水前房角镜科学之争》这篇新浪博客具有魅力的原因。

接下来是检阅水前房角镜的科学实力。

黄树春著水前房角镜系列著作的第1本书《水前房角镜检查法及其应用》（辽宁科学技术出版社，1987）。水前房角镜1970年发明，1987年出版第1本书，历时17年，11易其稿，为建立水前房角镜学打下了基础。

第2本书《眼球铁质沉着病的新发现》江西科学技术出版社，1996年出版发行。世界眼科史上本病的第一本专著，是根治世界前房角镜危机的理论和实践基础。

第3本书《水前房角镜学》江西科学技术出版社，2002。是正式建立水前房角镜学科的教科书。

第4本书《水前房角镜学问答》，江西科学技术出版社，2005。有助于推广和普及。

第5本书《水前房角镜学手册》，辽宁科学技术出版社，2009。眼科必读。

第6本书《水前房角镜学23项首创的精髓》，辽宁科学技术出版社，2010。曾用103条214页阐述第一项世界第一——水前房角镜学，全书307页。

第7本书《水前房角镜学23项世界第一》（英文版）TWENTY-THREE WORLD'S FIRST OF HUANG'S HYDROGONIOSCOPIOLGY，辽宁科学技术出版社，2012。专为外国眼科医生而作。

第8本书《以水前房角镜学23项世界第一的名义呼吁全世界眼科前房角镜升级》，辽宁科学技术出版社，2012。

第9本书《水前房角镜在全世界眼科使用的必要性》，辽宁科学技术出版社，2014。

第10本书《根治世界前房角镜危机非水前房角镜莫属》，辽宁科学技术出版社，2015。

第11本书《再论根治世界前房角镜危机》，辽宁科学技术出版社，2016。

2015年、2016年出版的两本书，将根治世界前房角危机问题向世界眼科医生和世界有关方面已经讲得非常清楚，为世界前房角镜危机77年造成629万无辜失明眼睛伸张正义，呼吁不要以无知对待科学创新，将更换1938年废品Goldmann前房角镜的一件常规措施全力压制，全力保护包庇沾满病人血泪的世界前房角镜危机的祸首。这两本书已经尽到了一个批评建议者的责任。怎样对待正义？怎样对待科学？怎样对待良知？切望三思。

一百九十九、美国博客为什么转载黄树春的新浪博客

我在新浪博客2014年2月24日发表了《外国前房角镜百年沧桑由胜变负》一文。2015年7月11日美国博客全文转载了这篇博客。这篇博文首先简述前房角镜的历史。

"但是，天有不测之风云，百年来天地间发生了多少天翻地覆的事件，沧海桑田，今是昨非，百年来外国前房角镜不思进取，故步自封，毫无改进，自然而然地落后于中国水前房角镜100年。中国水前房角镜后来居上，不但有其第一系统而且创建了第二系统。这个第二系统非同小可，它推翻了外国前房角镜的百年权威，使其陷于落后中国水前房角镜100年的世界危机。"这一段博文把世界前房角镜危机的起源、祸首和外国前房角镜百年权威被中国水前房角镜推翻的原因说得非常清楚，一目了然。

此博文指出，"100年，一个世纪，几代眼科医生，一个优良的器械由世纪一流而退降为世界不入流的尴尬地位，何其可惜，何其可叹，何其可悲，何其可哀。言其世界不入流是因为它没有第二系统导致每检查一个前房角就不知道会不会漏诊眼球铁质沉着病？令人心里没有底，忐忑不安。中国水前房角镜每检查一个前房角就提供了此例有眼球铁质沉着病或没有眼球铁质沉着病的结论。同是前房角镜，外国前房角镜没有第二系统令眼球杀手眼球铁质沉着病如入无人之境，大摇大摆闯过关去，杀手此一去，这一患早期眼球铁质沉着病的眼睛就被外国前房角镜的失职给打下失明的万丈深渊了。呜呼，外国前房角镜百年失误，瞎掉多少眼睛，犹不反思，天下哪有这样的道理。"

美国博客之所以转载这篇新浪博客是因为看中了两点：一是讲科学；二是讲道理。别的媒体之所以还没有转载这篇新浪博客是因为还没有看出来这两点。他们不知道此新浪博客是讲科学，有重大意义的科学，合乎国际水平的先进科学，世界前房角镜危

机刻不容缓，应马上解决特大世界性医疗事故，77年的危机已经无辜瞎掉629万只眼睛。

不转载新浪博客，还因为不知道此新浪博客是讲道理的。

此篇新浪博客如果没有讲科学和讲道理这两条，美国博客是不会转载的。

二百、世界眼科前房角镜危机的通报

世界前房角镜危机77年（1938—2015）最大的损失就是629万多只的眼睛被毁灭了。

人们看到了毁灭：629万多只眼睛的惨案，其实，这场灾难的影响远不是仅仅这629万受害者，它的负面的影响涉及三千万人。谁家没有父母、兄弟、姐妹、子女，这些人连同受害者达三千万人。知道这三千万人是个什么概念吗？是一个国家的人数。有的国家还不到一千万人呢。

丢掉了一只眼睛，非同小可，一个人做了胃切除，谁也看不见，一只眼睛没有了，是什么样的心情，就不必讲了，大家都知道。亲人、亲情，三千万人的心情，大家都是理解的。

希望大家支持拯救世界前房角镜危机的工作。目前Goldmann前房角镜还在继续害人，请有关部门立即停止它的工作，不能再让它害人眼睛了。

Goldmann前房角镜是祸首：苏秦佩六国相印，Goldmann前房角镜却是万国一镜。哪一个国家不用？全用，无一例外。是因为该镜功高盖主才骑在世界眼科头上作威作福吗？否。查其历史方知，其实它不过是设计缺陷的一只废品，被捧为权威，造成了万国一镜的假象。2015年黄树春著《根治世界前房角镜危机非水前房角镜莫属》（辽宁科学技术出版社，2015，1）揭穿了该镜77年在全世界暗杀629万多只眼睛的罪行。在铁证如山的情况下，一头栽了下去，结束了它万国一镜的骗子生涯。然而，这里说的只是在科学上、在道义上、在良知上，世界眼科拖到今天也未对Goldmann前房角镜进行处理。现在，已经知道，继续留任该镜，每一天的代价是全世界224只眼睛瞎掉，全世界一年要牺牲81 760只眼睛。

Goldmann前房角镜毁灭眼睛的机制：堂堂世界眼科，医院里为什么只有眼球铁质沉着病的中晚期病例？对这些病例医生大伤脑筋，做手术一次不行，再做第二次，费尽了心血，只落个"死马当活马医"的悲惨结局。

认真地想一想，这些眼球铁质沉着病的晚期病例是怎么来的？他们就是被Goldmann前房角镜漏诊的那些可怜的成为"死马当活马医"的早期病例，现在这些早期病例已经成为晚期病例，已经失去了抢救的时机。谁之过？这就是Goldmann前房角镜漏诊害死病人眼睛的罪行真相的铁证。你以为"我Goldmann前房角镜漏诊无证据可查，能奈我何"。

Goldmann前房角镜：你漏诊是秘密进行的，以为没有证据，错了，你作案留下的受害者并没有完全退出人们的视线，今天在医院的晚期病人都是你这个秘密漏诊的铁证。铁证如山，你赖得了吗？

Goldmann前房角镜1938年问世，由于当时科学水平不高，其设计存在缺陷，即只有检查前房角的第一系统，没有检查眼球铁质沉着病的第二系统，因此，该镜不能早期诊断眼球铁质沉着病，在该镜的检查下，眼球铁质沉着病的早期病例100%漏诊，使之失去尽早手术的时机，一旦漏诊，错过时机，铁质沉着毁灭眼球的细胞，再做手术，已经没有回天之力，这就是为什么77年（1938—2015）该镜毁灭了629万多只眼睛的机制（如果不漏诊，早期抢救是可以保住有用的视力的）。

1972年中国黄树春发现的角膜黄色反射征是拯救危机的唯一方法：角膜黄色反射征的三要素。

1. 本征是眼球铁质沉着病(眼铁锈症)的本质反映，早期诊断的唯一方法。

2. 本征临床表现：在中国水前房角镜的检查之下，角膜光学切面和角膜内圆顶呈现黄色（＋），橘黄色（＋＋），橘红色（＋＋＋）。颜色均匀一致。

3. 本征是中国水前房角镜之子（就在该镜腹中，其他任何前房角镜都没有这一功能）拯救世界前房角镜危机，上阵父子兵。

如果世界眼科于1974年角膜黄色反射征公开发表之后采用角

膜黄色反射征，本来是会在41年前就制止了世界前房角镜危机，可惜，他们没有重视角膜黄色反射征，故步自封，遗憾。

角膜黄色反射征1972年由中国眼科医生黄树春发现，1974年在《人民军医》发表，1980年在《中华眼科杂志》发表，1981—1982年在日本《临床眼科杂志》发表3篇论文，其英文摘要被美国医学文摘和荷兰医学文摘收录。在拙作水前房角镜学系列著作11本书中都有角膜黄色反射征的记述。国内其他杂志发表的二十几篇论文就不说了，反正外国人也不认识中文。要说保守，外国人还真是够保守的。1972年发现至今角膜黄色反射征已经43岁了，世界眼科竟然不知角膜黄色反射征为何物。他们当然就不知道角膜黄色反射征是根治世界前房角镜危机的唯一方法。

对症下药，立即根治世界前房角镜危机：世界前房角镜危机的病因在于Goldmann前房角镜没有第二系统，不能早期诊断眼球铁质沉着病，全世界只有中国水前房角镜有第二系统，能早期诊断眼球铁质沉着病早期病例，所以撤下Goldmann前房角镜，用中国水前房角镜取而代之，根治世界前房角镜危机的任务即告完成。1938年的Goldmann前房角镜到了2015年早已成了废品，拿下它符合新陈代谢的规律。不能拖延，不拿下Goldmann前房角镜，每一年全世界就有81 760只眼睛被毁灭，真受不了啊。

二百〇一、告各国眼科学会和眼科医生书

黄树春

世界前房角镜危机到了2016年就是第78年了。这说明什么？这说明一年要吃掉81 760只眼睛的Goldmann前房角镜虽然受到一年多的讨伐，出版专著，发表新浪博客，举证揭发，宣布它是世界眼科的"吃人眼睛的一只老虎"，是一颗世界眼科的毒瘤，呼吁世界眼科立即撤下该镜，然而，世界眼科置若罔闻，不处理危机的祸首，让它继续吃人的眼睛。这无疑是世界上的一件大事，一件怪事。

世界眼科没有世界眼科学会，所以没有世界眼科学会会长，但是，各国有眼科学会，是有会长的。世界眼科也就是各国眼科，这样说来，各国眼科学会会长就是承担此案的责无旁贷的负责人了。世界各国眼科学会之间只有学术交流的关系。世界前房角镜危机是学术问题，不是其他问题，虽然危机祸首Goldmann前房角镜的使用遍及世界各国，但是，互相并无制约，各国眼科都有各自处理该镜的权利。既然如此，各国眼科学会有权立即撤销Goldmann前房角镜，没有与其他国家磋商的必要。黄树春著《根治世界前房角镜危机非水前房角镜莫属》（辽宁科学技术出版社，2015）揭发的世界前房角镜危机的罪行是1938年至2015年77年共毁灭世界上629万多只眼睛，这一特大医疗事故并不追究任何国家任何人的法律责任。所以，请各国眼科学会敦促眼科医生立即撤下Goldmann前房角镜，换上中国水前房角镜，这样一来，延续77年秘密运行世界前房角镜危机的根治工作即告完成。

世界各国眼科学会、世界各国眼科医生、各国的志愿者，有事找我请用邮箱：568327142@qq.com我只是中华眼科学会会员。

二百〇二、评世界前房角镜危机：现行但不现形的眼科前房角镜危机太可怕了

一位老者摔倒在地，马上就有人过来救助，第二天就上了报纸，太好了。全世界因为世界眼科失足，也是摔倒了，失足，一条腿失灵，被1938年的一个废品给捅了一直延续77年（1938—2015）的特大漏洞，一共毁灭了629万多只眼睛。

连同受害者的亲人，多达三千万人。这个特大的血泪惨案、医疗事故，其危害程度比一个老者摔倒要大600万倍，岂止如此，这一世界前房角镜危机若不立即解决，全世界一年要有81 760只眼睛被毁掉。尤其不能让人容忍的，是世界各国人民子孙万代永远不能摆脱这一危机灾难，多么可怕，可怜，可悲，可叹。就是这样一件特大新闻，谁也不知，原来是秘密进行的。

为什么世界眼科10万眼科医生都看不见？这一世界前房角镜危机现行但不现形，秘密运行77年无人知晓，可见其潜藏之深。

为什么在黄树春著《根治世界前房角镜危机非水前房角镜莫属》（辽宁科学技术出版社，2015）出版发行一年之后，还是不知道？因为这个问题太大了。若是哪个单位发生事故，必然有追究，在追究过程中虽然尚未结案，也能通报一下基本情况，以免重蹈覆辙。媒体不会一言不发，媒体毕竟是媒体，对人民有参考价值的报道是正能量。可是对水前房角镜学揭发的世界前房角镜危机，只看到了批评、揭发，要求严正处理，撤下危机祸首Goldmann前房角镜，以中国水前房角镜取而代之，可是，没有看到这是中国对世界眼科的重大援救行动。

世界眼科发生了世界前房角镜危机，历时77年（1938—2015），损失惨重，全世界共被毁灭629万多只眼睛，这样的特大医疗事故是史无前例的。世界眼科10万眼科医生不能发现此秘密危机，既然不能发现，何谈自救？世界眼科曾遭此恶毒危机的

侵袭，仍然自满于白内障、青光眼、屈光手术的杰出成就的欢乐之中。

世界各国谁也救不了世界眼科前房角镜危机，彼此彼此，难兄难弟，世界上193个国家，31个地区都是，全部是这危机的受害者，全部是这一危机的祸首Goldmann前房角镜的崇拜者，就是在此危机被揭开盖子暴露在光天化日之下，仍然有不醒悟者。世界眼科自己不能发现危机，不能自救危机，怎么办？

为什么不能自救？看一下Goldmann前房角镜造成危机的原因就知道了。1938年Goldmann前房角镜问世，设计缺陷，只有第一系统（检查前房角），没有第二系统（检查角膜黄色反射征）所以早期眼球铁质沉着病100%地被Goldmann前房角镜漏诊，失去抢救时机，陷于失明。世界上几十种前房角镜都是仿制品，与该镜一样，都没有第二系统，所以，世界眼科没有能力自救。

世界眼科不能自救，怎么办？中国，也只有中国，能拯救世界眼科前房角镜危机。在科学方面，外国是看不起中国科学的，"我不行，你也不行"，这回你可是说错了。曾经有过那个时候，不过，早已一去不复返了。中国1972年发现的角膜黄色反射征能根治世界前房角镜危机，有了这个眼科学超前的科学武器，正是来了水前房角镜的第二系统，是专门早期诊断眼球铁质沉着病的唯一的手段。

清除Goldmann前房角镜的流毒比清除危机还要费力，至今，揭开盖子已一年了，世界眼科迟迟不动，封锁消息。自己不能治理，不那么愿意痛快地接受中国的援救，不知道世界眼科将要拖到何时？拖上一年，就要牺牲全世界的81 760只眼睛。

二百〇三、评世界前房角镜危机：伟大的善良的各国人民，子孙万代永远遭受瞎眼之灾摆脱不了这个害人的、人为的灾难，太可怕了

笔者1970年发明水前房角镜，开始研究水前房角镜学，1972年发现角膜黄色反射征，2015年1月由辽宁科学出版社出版发行黄树春著《根治世界前房角镜危机非水前房角镜莫属》一书，是在世界上首次提出世界眼科前房角镜危机，中国水前房角镜和角膜黄色反射征是根治世界前房角镜危机的唯一的方法和手段。笔者自创自建的水前房角镜学是现代眼科科学的一个分支学科，用45年时间出版了11本书，其最高成就即拯救了世界前房角镜危机。这是中国对世界各国眼科的贡献。

伟大的善良的各国人民，你们的子孙万代将要永远不能摆脱瞎眼灾难的纠缠，这是不得了的大事，必须向你们通报。你们有权知道并保护子孙的切身利益。从1938年到2015年，世界眼科发生了秘密的前房角镜危机，就是检查眼睛前房角的一个Goldmann前房角镜，设计缺陷引发漏诊，造成全世界77年来被该镜毁灭629万多只眼睛。这个危机世界眼科未能自己发现，是中国给发现的，并且提出了根治世界前房角镜危机的最好的切实可行有效的方法，只要撤下Goldmann前房角镜，换上中国水前房角镜，就彻底解决了这一危机。但是，由于该镜77年来毒化了世界眼科，蒙骗了世界眼科，不听人家劝告，固执己见，拖着不予处理，一年不处理，全世界就要被该镜毁灭81 760只眼睛。这如何得了。不仅如此，你们的子孙万代也要跟着遭殃，永远不能摆脱。一说世界前房角镜危机，不明白，以为是经济危机，吃过苦头，挺过来了，所以觉得威胁不大。其实，说是世界眼科前房角镜危机是文明的说法，若是通俗地说，就是世界眼科"得了一种癌症"，

世界眼科倒是没有生命危险，危机已经在秘密运行77年（1938—2015）毁灭了629万多只眼睛。这个"毒瘤"太厉害了。若是不刮骨疗毒，割掉这个毒瘤，则世界人民及其子孙万代永无宁日。

二百〇四、评世界前房角镜危机：不是杞人忧天，确是养虎为患

关于世界前房角镜危机，现在是事实俱在，铁证如山，大是大非，历历在目，清清楚楚，分辨无误。何日处理，拖到何年何月，还要毁灭多少眼睛？这样误国害民大事，同时也是中国医疗援外大事，是世界人民及其子孙万代怎样才能摆脱瞎眼大灾大难的让人睡不着觉的一大问题，谁能不关心？恻隐之心人皆有之。黄树春著《根治世界前房角镜危机非水前房角镜莫属》（辽宁科学技术出版社，2015）出版一年了，新浪博客写了625篇，人们会不会以为，笔者是杞人忧天呢？杞人忧天只是害怕伤害着自己，世界眼科出了世界前房角镜危机，若非深入调查，仔细研究，有千真万确的铁证，谁敢在全世界人民面前说世界眼科"长了一个毒瘤"，就是发生了世界眼科前房角镜危机？毁灭了629万多只眼睛，那可不是猪羊的眼睛，也不是儿童玩耍的玻璃球，那是629万多只人的眼睛，若是你第一次听说如此可怕的事件，恐怕头发就会竖起来吧。

笔者不是杞人忧天，但是，愿意提醒世界眼科千万不要养虎为患。这可不是闹着玩的。世界眼科一只Goldmann前房角镜不愧身为世界前房角镜危机的祸首，77年已经使629万多只眼睛失明，现在仍然不处理它，天天仍然在咬人的眼睛。近日网上看到一3岁小女孩深夜独自外出，一条爱犬紧紧相随，寸步不离。反过来，看看，Goldmann前房角镜咬人眼睛多么狠心，不知道世界眼科还留着它干什么？629万多只眼睛被这只"老虎"咬掉，难道就不能打动人的心吗？人心可都是肉长的啊！

二百〇五、评世界前房角镜危机：没有良知不能善用科学

　　1907年希腊眼科医生Trantas在世界上首次看见了人活体眼的前房角。用的方法是最简单的，用手指对角膜缘后巩膜适当加压，以检眼镜观察。检查对象是一只球形角膜（先天异常），其大的角膜，深的前房为检查前房角提供了最好的条件。为什么世界眼科一直高度评价Trantas的首创？因为他是第一个打开检查前房角镜领域的大门。到了109年后的今天，他仍然受到世界眼科的尊敬。这种尊重科学的学术风气反映出良知与科学密不可分的关系。

　　世界前房角镜危机的焦点就在Goldmann前房角镜，它毁灭了629万多只眼睛，欠下了血债，不能不处理。但是，又拿不定主意。也可能是把Goldmann和Trantas连在一起，错把Goldmann比作了Trantas，故而死保。其实，根本没法与Trantas相比，Trantas是前房角镜的开山鼻祖，Goldmann前房角镜只不过是一个废品，因为毁灭629万多只眼睛罪恶太大了，必须清除出前房角镜检查领域，以谢天下，否则无法向全世界人民交代。

　　良知与科学密不可分，你心里想着Goldmann前房角镜确是做了不能容忍的坏事，就不能保它。你留下它只能是为虎作伥，没有良知不能善用科学，危害大矣。

二百〇六、评世界前房角镜危机：应该怕的要怕，不应该怕的不要怕

世界前房角镜危机，眼看着要进入第78年，可怕，太可怕了。世界之大，志士仁人之多，各国都有精干的有关部门，甚至还有世界卫生组织，怎么就制止不了这一场世界眼科前房角镜危机？若是偶尔弄瞎一两只眼睛，能专门写两本书来揭发、拯救世界前房角镜危机吗？不能。无需用高射炮打蚊子。若是打老虎呢，那是要用枪的。对枪害怕吗？其实不用害怕，枪是打老虎的，不打人。

有人难免害怕："凭什么说人家是世界前房角镜危机？打错了怎么办？"好人，你说的好。两本拙作收录327篇反危机文章，其中最重要的危机证据就是铁证如山：Goldmann前房角镜吃掉了629万多只眼睛。我只能说，它比老虎还要厉害，现在真的老虎能吃到人的眼睛吗？这叫作"Goldmannn前房角镜猛于虎"。你说可怕不可怕？这就是说，应该怕的要怕。那么，什么叫"不应该怕的不要怕"？我写的小博有人看了就有点害怕，我很感谢，承蒙保护，其实，没有什么可怕的，629万多只眼睛是Goldmann前房角镜吃掉的，我只不过是看见了而已，不应该怕的不要怕，就像《卖柑者言》与《苛政猛于虎》，这两篇文章。不愧是中华文化的伟大篇章，为了拯救世界前房角镜危机，这两篇经典之作不能不提一下。

结束语：传统、正规、权威的Goldmann 前房角镜的没落和水前房角镜 学的兴起

　　一个红得发紫，掌控世界前房角镜领域77年的传统、正规、权威的偶像Goldmann前房角镜没落了。这是时代发展、科学进步给世界眼科留下的痕迹。时代和科学淘汰的器械放在陈列馆里就可以了，宝贵的时间要用在熟悉水前房角镜学的科学知识上。水前房角镜学的24项世界第一，是学问，等待着大家来用。不看传统前房角镜的书，怎知水前房角镜学的超前性、科学性和实用性。不看水前房角镜的11本书，岂能理解Goldmann前房角镜失败的必然性。世界眼科是人类保护眼睛健康的卫士，责任重大，前途美好、光明、伟大。祝世界眼科越来越可爱，越来越科学。

　　中国援助世界眼科解决了世界前房角镜危机，使世界人民子孙万代免受毁目之灾。祝中国与世界各国有难同当，有福同享，友谊长存，万古长青。

参考文献

［1］Huang Shu-chun. Hydrogonioscope ［J］. Chinese instrument，1981
（1）：58.

［2］Huang Shu-chun. Yellow corneal reflex in siderosis bulbi under
hydrogonioscope ［J］. Chinese journal of ophthalmology，1980，16：
252-254.

［3］Huang Shu-chun .On the hydrogonioscopy （1） ［J］. Recent advantaces in
ophthalmology，1981，1（3）：21-22.

［4］Huang Shu-chun. On the hydrogonioscopy （2） ［J］. Recent advantaces in
ophthalmogy，1981，1（4）：16-19.

［5］Huang Shu-chun. Yellow corneal reflex by hydrogonioscopy in siderosis
bulbi ［J］. Japanese journal of clinic ophthalmology，1981，35（10）：
1643-1649.

［6］Huang Shu-chun.Involvement of the cryetalline lens in siderosis bulbi ［J］.
Japanese journal of clinic ophthalmology，1981，35（12）：1811-1814.

［7］Huang Shu-chun. Yellow corneal reflex in hyphema and siderosis bulbi by
hydrogonioscopy ［J］. Japanese journal of clinic ophthalmology，1982，36
（1）：33-38.

［8］黄树春. 杯水检眼和杯水探铁 ［J］. 中国健康卫生月刊，1982，1：48.

［9］Huang Shu-chun. Findings of anterior chamber angle in siderosis bulbi ［J］.
Journal of injuries and occupational of the eye with ophthalmic surgeries，
1985，7（1）：23.

［10］Huang Shu-chun. Hydrogonioscopy ［J］. Chinese journal of practical
ophthalmology，1986，4：198.

［11］Huang Shu-chun. Staging of siderosis bulbi ［J］. Journal of injuries and
occupational of the eye with ophthalmic surgeries，1986，8（4）：223.

［12］Huang Shu-chun. Hydrogonioscopy and its employment ［M］.Shenyang：
Liaoning science and technology publishing house，1987.

［13］Huang Shu-chun. Second on the problem of position of siderosis on the anterior capsule of lens [J]. Journal of injuries and occupational of the eye with ophthalmic surgeries, 1988, 10（3）: 171.

[14] Huang Shu-chun. The iron ion flow [J]. Recent advantaces in ophthalmology, 1988, 10（3）: 24-26.

[15] Huang Shu-chun. New discoveries of siderosis bulbi [J].Chinese journal of practical ophthalmology, 1991, 9: 130-135.

[16] Huang Xiu-zhen.Atlas of goniophotographs [M]. Changchun: Jilin science and technology publishing hous, 1922.

[17] Huang Shu-chun.New discoveries of siderosis bulbi [M]. Nanchang: Jiangxi science and technology publishing house, 1996.

[18] Huang Shu-chun. Popularization value of 469- I type hydrogonioscope [J]. Journal of Harbin medical university, 1998, 32（2）: 36.

[19] Huang Shu-chun. Hydrogonioscopiology [M]. Nanchang: Jiangxi science and technology publishing house, 2002.

[20] Huang Shu-chun. Questions and answer of hydrogonioscopiology [M]. Nanchang: Jiangxi science and technology publishing house, 2005.

[21] Huang Shu-chun. Thirty-seven years of hydrogonioscopiology [J].China modern doctor, 2007, 45（23）: 34-36.

[22] Huang Shu-chun. Mission of hydrogonioscopiology [J]. China modern doctor, 2007, 45（23）: 37-38.

[23] Huang Shu-chun. What is gained from the hydrogonioscopiology for ophthalmologist.— One hundredth anniversary of gonioscopy [J]. China modern doctor, 2007, 45（23）: 37-38.

[24] Huang Shu-chun. Practical: vitality of the hydrogonioscopiology [J]. China modern doctor, 2007, 45（23）: 39-40.

[25] Huang Shu-chun. Innovations of hydrogonioscopiology [J].China modern doctor, 2007, 45（23）: 42-44.

[26] Huang Shu-chun. Technical operation of the hydrogonioscopiology [J]. China modern doctor, 2007, 45（23）: 45-47.

[27] Yao Jin-lin, Lan -Jing, Hu Jian-jie, et al. Hope's light of discovery of glaucoma in early stag [J]. China modern doctor, 2007, 45（23）: 41.

[28] Liu Ai-min, liu Ai-feng, Gao Li, et al. Employment of hydrogonioscope

in ophthalmic clinic［J］. China modern doctor, 2007, 45（23）: 48.

［29］Hu Jian-sheng, Deng Wen-zhong. Morphological observation and clinic sense of anterior chamber angle in leprosy uveitis［J］. China modern doctor, 2007, 45（23）: 49.

［30］Yang Wen-min. Clinic employment of hydrogonioscope［J］. China modern doctor, 2007, 45（23）: 50.

［31］Zhou Yan-hua.Observation of 469-Ⅰ hydrogonioscope on the ophthalmology clinic［J］.China modern doctor, 2007, 45（23）: 51.

［32］Cheng Hui-feng, Liu Ruo-hai, Liu Xiu-lian, et al. Contusion recessin of chamber angle under the hydrogonioscope［J］. China modern doctor, 2007, 45（23）: 52.

［33］Lin Bao-yuan.Sceince invention is also the pilot process for complex with simple , and is also careful observation.—Congratulating the hydrogonioscope on its birth and popularization［J］. China modern doctor, 2007, 45（23）: 53-54.

［34］黄树春. 水前房角镜学手册［M］. 沈阳：辽宁科学技术出版社，2009.

［35］黄树春. 水前房角镜学23项首创的精髓［M］. 沈阳：辽宁科学技术出版社，2010.

［36］黄树春. 水前房角镜学23项世界第一（英文版）［M］. 沈阳：辽宁科学技术出版社，2012.

［37］黄树春. 以水前房角镜学23项世界第一的名义呼吁全世界眼科前房角镜升级［M］. 沈阳：辽宁科学技术出版社，2012.

［38］黄树春. 水前房角镜在全世界眼科使用的必要性［M］. 沈阳：辽宁科学技术出版社，2014.

［39］黄树春. 根治世界前房角镜危机非水前房角镜莫属［M］. 沈阳：辽宁科学技术出版社，2015.